잘_____
먹어야 __
안_____
아프다 __

「食べる」介護のきほん

(Taberu Kaigo no Kihon : 7264-4)

© 2021 Mayu Saito

Original Japanese edition published by SHOEISHA Co.,Ltd.

Korean translation rights arranged with SHOEISHA Co.,Ltd. through Eric Yang Agency, Inc.

Korean translation copyright © 2023 by RH Korea Co. Ltd.

시니어를 위한 최고의 식생활 관리법

잘 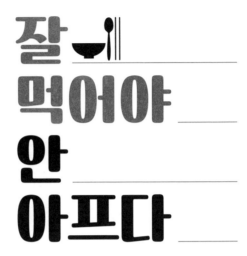 먹어야 안 아프다

사이토 마유 지음 | 황미숙 옮김

돌봄이 시작되면 일어나기, 걷기, 앉기, 먹기, 이야기하기, 옷 갈아입기, 배설하기 등 오래도록 당연하게 여겨지던 일상의 동작이 서서히(때에 따라서는 빠르게) 어려워지고, 생활의 일부 또는 전부에서 누군가의 도움이 필요해집니다.

그중에서도 '입으로 먹는 것'은 노년기 삶의 질과 직결됩니다. 입을 통해 먹으면서 영양을 섭취하고 배 속의 여러 기관들을 움직이는 일이 어려워지면 신체 기능이 쇠약해지고 돌봄이 필요해지는 정도도 커지게 됩니다. 무엇보다 예전처럼 활발하게 활동하지 못하는 상황이니만큼 좋아하는 음식을 마음껏 먹는 즐거움은 더없이 소중합니다.

그래서 이 책에서는 '입으로 먹는 힘'을 최대한 유지해서 잘못 삼킴을 방지하며 안전하게 먹고 입 안을 청결하게 관리하기 위해 가정에서 실천할 수 있는 일들을 소개하고자 합니다.

저는 '섭식·삼킴 장애'를 전공하였는데, 입으로 먹는 기능의 유지와 장애에 대해 어떻게 접근하면 될지에 중점을 두고 진료를 하고 있어요. 원래는 영양학을 공부했는데, 배우다 보니 '아, 그렇지! 사람은 입으로 음식을 먹지'라는 사실을 새삼 깨닫고 '먹는 행위'를 전체적으로 살펴보고자 치의학의 길로 들어섰습니다.

이 책에서는 치의학과 영양학이라는 두 가지 관점에서 많은 환자를 진찰하고 그 가족들을 포함한 관계 속에서 배운 것들, 많은 연구 결과를 조합한 핵심적인 내용만을 정리하였습니다. 그리고 '제대로 된 원리를 안 후에 쉽게 하기'를 콘셉트로 삼고 있어요.

'쉽게 하기'라고 하니 열심히 하지 않거나 내버려 둔다는 부정적인 의미로 받아들여질지도 모르겠지만, 제가 생각하는 '쉽게 한다'의 의미는 '효율성'을 말합니다. 처음 하는 돌봄의 경우, 이유는 모르겠지만 '그렇게 하라니까 한다', '좋은 거겠지 생각하고 한다'는 분들이 많은데, 그렇게 하면 돌보는 사람의 신체적, 정신적 부담이 늘어나게 됩니다.

예를 들면 식사는 매일 하는 일이다 보니 돌보는 분이 "식사를 준비하는 게 힘들어요", "식사량이 줄어서 걱정돼요"라는 이야기를 자주 하세요. 식사 때마다 마주하고 있으려니 '식사를 준비할 시간이 없다', '차려 놔도 잘 드시지 않는다'며 초조한 마음이 드는 것인데, 그 대신 '사흘 정도 식사량을 지켜보는데 어느 정도 유지되면 괜찮은 것이다', '내일 주간 보호 센터에서 균형 잡힌 점심 식사를 드실 테니 오늘은 간단히 드셔도 되지'라고 생각하는 건 어떨까요?

또 입 안을 청결하게 하는 것은 맛을 잘 느끼는 것 외에도 오염물로 인해 발생하는 구강 질병을 예방한다는 면에서 중요합니다. 하루 세 번, 식사 후에 양치질을 꼼꼼히 하는 것이 가장 좋지만, 재택 돌봄을 하다 보면 지키기 어려운 경우도 많을 거예요. '양치질을 해야 하는 이유', '무엇에 중점을 두고 하면 되는지' 등의 요점을 알면 구강 케어 시간도 줄일 수 있고, 입 안의 문제도 줄어드니 결과적으로 돌보는 사람의 부담도 적어집니다.

제가 '쉽게 하기'를 주장하는 것은 정말 짧은 기간이었지만 아버지를 돌본 경험이 있기 때문이에요. 직업상 재택 돌봄을 하는 가정의 모습을 수없이 봐왔지만, 제가 돌보는 입장이 되어 보니 역시나 쉬운 일이 아니었습니다. 그런데 케어 매니저와 상담한 후 돌봄 서비스를 이용하고 집에서의 보조가 조금이나마 적응이 되니 마음에 여유가 생기는 것을 실감했습니다.

돌봄은 망설임과 결단, 그리고 '이것이 최선이었을까?'라는 고민의 연속이지만 그때 직접 돌봄을 했던 우리가 내린 결론은 모두 정답이라고 생각해요.

이 책에서 소개하는 내용도 이것만이 최선 또는 정답이라는 것은 아니에요. 모두 실천해야 하는 것도 아니고요. 돌봄에 들일 수 있는 수고와

비용, 일과 육아의 양립 등 모든 가정에는 저마다의 사정이 있습니다. 이 책을 하나의 힌트로 삼아 돌보는 사람도 돌봄을 받는 사람도 모두 조금이나마 부담이 줄어들고, 참아야 할 일이 적어지고, 좋아하는 음식을 맛보며 충실한 하루하루를 보내는 데 도움이 되기를 바랍니다.

그럼 바로 먹는 메커니즘에 관한 이야기부터 시작해 볼게요!

— 사이토 마유

목차

CHAPTER 1
'먹는 즐거움'을 유지하기 위해 알아두어야 할 것

CHAPTER 2
식사 중에 이런 '어려움'은 없으신가요?

CHAPTER 3
자세를 통해 개선하는 식사의 '어려움'

CHAPTER 4
가정에서 현실적인 구강 케어가 어디까지 가능할까?

CHAPTER 5

씹고 삼키는 힘을 키워
병을 예방하자

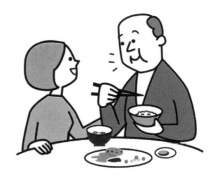

'먹는 즐거움'을 유지하기 위해 알아두어야 할 것

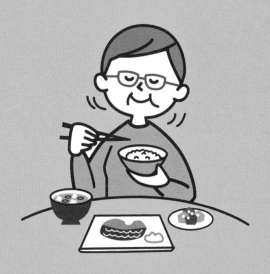

1
먹는다는 것

'입으로 먹는 행위'의 중요성

입을 움직이면 입 안이 깨끗해진다

"선생님, 할머니가 도통 뭘 드시질 않네요. 영양제 좀 놔 주세요."

어느 가족이 저를 찾아와 한 말입니다. '입으로 먹지 못하니 수액을 맞혀서라도 힘을 내시게 해야겠다'는 마음은 잘 알지요. 가령 일시적으로 수액을 맞으면 탈수증 회복에는 도움이 됩니다.

하지만 식사는 아무래도 입으로 먹는 것이 좋아요. 그 이유를 말씀드리겠습니다. 친구와 점심으로 피자를 먹었다고 해 볼게요. 갓 나온 따뜻한 피자를 한입 가득 넣고서는 함께 이탈리아 여행을 갔던 추억을 떠올리며 이야기꽃을 피우지요. 그날 밤 집에 돌아온 당신은 목욕을 하면서 몸의 때를 밀고 상쾌한 기분을 느낍니다.

왜 갑자기 목욕 이야기가 나오냐고요? 사실 피자를 먹고 있을 때 당신의 입 안에서도 이와 똑같은 일이 일어나고 있기 때문입니다. 무언가를 먹거나 말할 때 그 움직임으로 혀와 음식물이 입 안에서 접촉해 오래된 점막이 잘 벗겨집니다. 그리고 침이 씻어내면서 입 안이 청결해지지요. 즉, 식사나 대화를 하면서 입을 움직이는 것은 입 안을 자연스레 깨끗하게 만드는 길입니다. 입 안을 청결하게 유지하려면 '입으로 먹어야 한다'는 연구 결과도 있어요.

먹는 행위가 근육 운동이 된다

우물우물 씹고 꿀꺽 삼키는 동작은 입 주변 및 목구멍의 근육을 사용해 이루어집니다. 즉, 무언가를 먹으면 자연스럽게 근육 운동이 됩니다. 저작근(咀嚼筋)을 사용해 목구멍을 들어 올려 삼키는 동작을 몇 번이고 반복하는 셈이니 충분한 근육 운동이 되는 거예요.

장을 단련하면 면역력도 올라간다

입으로 먹은 음식의 영양분과 수분은 장에서 흡수됩니다. '장관면역(gut immunity)'이라고 해서 장은 면역 기능의 60% 정도를 담당하며, 장을 사용하여 단련시킴으로써 기능이 유지됩니다.

그런데 '입으로 먹는 행위'를 수액 맞는 것으로 대신한다면, 혈관으로부터 수분이나 영양분을 주입하게 되니 장을 움직일 일이 거의 없게 됩니다. 이는 면역 기능에도 영향을 줍니다. 그래서 어떤 병으로 인해 장을 쉬게 해야 할 때를 제외한다면, 장이 제대로 일할 수 있도록 해야 합니다.

입으로 먹을 때 몸에서 일어나는 일

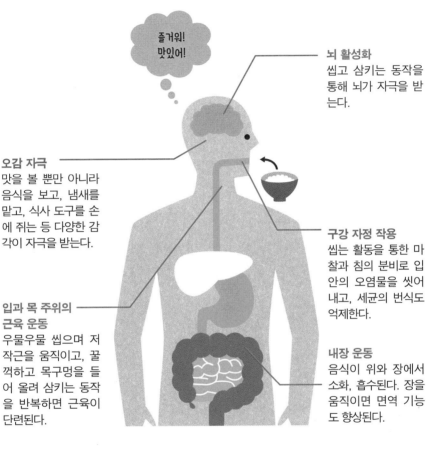

즐거워! 맛있어!

뇌 활성화
씹고 삼키는 동작을 통해 뇌가 자극을 받는다.

오감 자극
맛을 볼 뿐만 아니라 음식을 보고, 냄새를 맡고, 식사 도구를 손에 쥐는 등 다양한 감각이 자극을 받는다.

구강 자정 작용
씹는 활동을 통한 마찰과 침의 분비로 입 안의 오염물을 씻어 내고, 세균의 번식도 억제한다.

입과 목 주위의 근육 운동
우물우물 씹으며 저작근을 움직이고, 꿀꺽하고 목구멍을 들어 올려 삼키는 동작을 반복하면 근육이 단련된다.

내장 운동
음식이 위와 장에서 소화, 흡수된다. 장을 움직이면 면역 기능도 향상된다.

우물우물 씹고, 꿀꺽하고 삼키는 동작은 입 주변과 목구멍의 근육을 사용해서 이루어지므로, 먹는 행위 자체가 근육 운동이 되는 셈입니다.

식사는 마음의 영양이다

가족이나 친구들과 식사를 하면서 맛을 느끼고 이야기꽃을 피우는 즐거움은 입으로 먹으면서 식사를 할 때만 얻을 수 있는 심리적 만족감일 것입니다. 그러니 적은 양일지라도 입을 통해 무언가를 먹는 것은 몸과 마음에 안정을 가져다준다는 점을 기억하세요.

🔍 사례

입으로 먹는 것이 힘들어져 위루관(위장관에 직접 관을 넣어 음식물을 주입할 수 있도록 만들어 놓은 관-역주)을 연결했더니, 이를 기점으로 구강 환경이 매우 안 좋아진 환자가 있었습니다. 주된 영양분을 위루관으로 섭취하다 보니, 입으로 무언가를 먹는 일이 적어졌고 누군가와 대화할 일도 거의 없는 상태였지요. 입을 움직일 일이 확연히 줄어든 탓일 겁니다. 간호사와 치과 위생사가 구강 환경 개선에 힘을 써서 청결 유지는 가능해졌지만, 입을 움직이지 않으면 어떻게 되는지 다시금 실감하는 계기가 되었습니다. 이전에 섭식·삼킴 장애 환자의 구강 케어에 대해 조사했을 때도 위루관을 한 사람일수록 치과 위생사의 전문적인 구강 케어가 필요한 비율이 높았습니다.

🥄 SUMMARY

- ● '입으로 먹고 배변을 통해 내보내는 것'이 건강의 비결이다.
- ● 맛있고 즐거운 식사가 가져오는 마음의 안정도 중요하다.

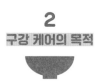

구강 청결을 유지해야 하는 이유

구강 세균의 수는 변과 똑같다

음식은 입으로 들어가서 소화 및 흡수되어 변이라는 형태로 항문을 통해 배출됩니다. 변에 대해 '지저분하다'는 인식이 있습니다. 하지만 입 안의 때라고 할 수 있는 치석에는 1mg당 수억 마리의 균이 있어 사실상 변과 같은 수준입니다. 즉, 변과 비슷한 양의 균이 입 안에도 있다는 말입니다.

입 안의 온도는 37도 정도며 침이 있어 촉촉하므로 세균이 번식하기 쉬운 환경이에요. 치석 속의 70~80% 정도가 세균이어서 치석이 늘어날수록 충치와 치주 질환 등의 위험도 높아집니다.

흡인성 폐렴과 구강 위생의 관계

아픈 가족을 돌보는 사람이나 고령의 가족이 있는 사람은 '흡인성 폐렴 (aspiration pneumonia)'이라는 병명을 들어본 적이 있을 겁니다. 흡인성 폐렴이란 음식물 등 공기 이외의 것이 폐로 들어가는 바람에(잘못 삼킴) 폐에 염증이 생기는 호흡기 질환입니다.

삼킴 기능이 떨어진 고령자, 뇌경색 등의 뇌혈관 질환이나 파킨슨병 등의 신경근질환 환자에게서 많이 발생하는 것으로 알려져 있습니다. 이러한 질환이 발생하는 주된 원인이 음식물이 위가 아닌 폐로 들어가 버리기 때문이라고 여기는 분도 많지요.

하지만 이 병은 구강 세균을 포함한 침과 위에서 역류된 구토물 등도 원인이 됩니다. 또한 취침 중에 조금씩 침이 폐로 흘러 들어가서 흡인성 폐렴을 일으키기도 해요.

즉, 음식물뿐만 아니라 입 안에 있던 물질이 폐로 들어가 버렸을 때 구강 세균이 많을수록, 그리고 몸의 저항력이 약할수록 폐렴을 일으키기 쉽습니다. 그러니 구강 위생을 청결히 하여 세균 수를 줄여주는 것이 폐렴 예방의 첫걸음입니다.

흡인성 폐렴이나 당뇨병 이외에도 음식을 제대로 씹지 못하면 신체 균형이 무너지고 쉽게 넘어진다는 보고가 있습니다(고령의 경우 넘어지면 거동이 어려워지는 주된 원인이 돼요). 또한 식사를 제대로 하지 못하여 영양 이 부족해지면 구강 상태는 전신에 영향을 줍니다.

흡인성 폐렴의 주요 원인

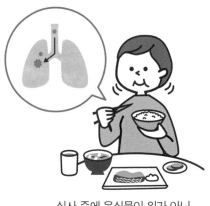

식사 중에 음식물이 위가 아닌
폐로 들어가 버리는 경우

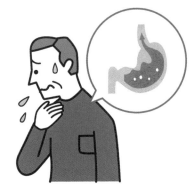

먹은 음식이 위에서 역류
하는 경우

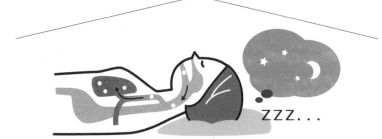

취침 중에 입 안의 침(세균 포함)이
폐로 들어가는 경우

입 안만의 병이 아닌 치주 질환

치아를 잃는 원인 중 가장 큰 것이 바로 치주 질환입니다. 치주 질환은 치아와 잇몸 사이의 치주낭으로부터 세균이 들어가 염증을 일으키는 것으로, 염증으로 인해 잇몸이 붉게 곪고 치아 주위의 뼈가 녹아내립니다.

나아가 세균과 세균이 내뿜는 독소가 잇몸의 혈관으로 들어가 혈액을 타고 온몸으로 운반됩니다. 그러면 입 안뿐만 아니라 신체 전반의 질환과 연관되는 결과로 이어져요.

특히 치주 질환과 당뇨병의 관계에 주목해야 해요. 둘 다 만성적으로 계속되는 염증 때문에 염증 세포에서 나오는 물질(염증성 사이토카인)이 혈당 수치를 낮추는 호르몬(인슐린)의 효능을 악화시킵니다. 치주 질환이 있는 사람이 제대로 치료를 하니 혈당 수치가 개선되었다는 보고도 있어요.

치주 질환은 충치가 잘 생기지 않고 치열이 고른 사람일수록 더 주의해야 할지도 모릅니다. 통증으로 인해 치료의 필요성을 느끼지 않으면 치과에 가지 않는 사람이 적지 않기 때문입니다. 치과 검진과 스케일링 등 정기적으로 구강 위생을 점검하지 않으면 관리가 소홀해져 뒤늦게 치주 질환을 발견하는 경우도 있습니다.

먹는 힘을 유지하는 것과 구강 위생을 청결히 하는 것. 이 두 가지는 노년기의 건강 유지를 위해, 또 중증 돌봄을 피하기 위해서도 중요한 포인트라는 걸 명심하세요.

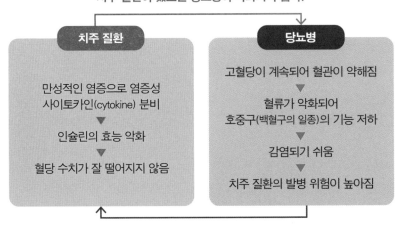

치주 질환이 당뇨병에 영향을 주는 원리

치주 질환이 있으면 당뇨병이 악화되기 쉽다.

치주 질환

만성적인 염증으로 염증성
사이토카인(cytokine) 분비

▼

인슐린의 효능 악화

▼

혈당 수치가 잘 떨어지지 않음

당뇨병

고혈당이 계속되어 혈관이 약해짐

▼

혈류가 악화되어
호중구(백혈구의 일종)의 기능 저하

▼

감염되기 쉬움

▼

치주 질환의 발병 위험이 높아짐

당뇨병이 있으면 치주 질환이 생기거나 악화되기 쉽다.

돌봄이 필요한 정도가 커지면 구강 케어도 치과 치료도 난도가 높아집니다. 충치로 손상되거나 흔들리는 치아가 있다면 가급적 기력이 있을 때(스스로 치과에 다닐 수 있을 때) 치료해 두세요.

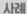
이전에 '입에서 출혈이 멈추지 않는다'며 급하게 병원을 찾은 환자가 있었습니다. 가장 먼저 치주 질환을 의심했지만, 출혈의 양상이 조금 이상했어요. 혈액 검사를 해보니, 지혈에 관계되는 혈액 성분 중 하나인 혈소판의 수치가 비정상적으로 낮은 특발성 혈소판 감소성 자반증(idiopathic thrombocytopenic purpura)이라는 질환임이 밝혀졌습니다. 구강 건강 이상은 치주 질환이나 당뇨병 이외에도 온몸에 걸친 질환 발견으로 이어지기도 합니다. 입 안이 평소와 다르게 느껴진다면 치과 의사와 상담하도록 하세요.

몸의 쇠약은 입에서 시작된다고 해도 과언이 아닙니다. 치아가 아프면 '먹는 즐거움'이 줄어들고 식사를 하기가 두려워져 영양 결핍이 될 가능성도 있고, '건강을 위해 운동하려는' 마음도 생기지 않지요. 앞니가 빠져 '다른 사람들과 대화하기가 부끄럽다'며 외출을 꺼리게 되는 사람도 있습니다. 구강 상태의 악화는 신체적으로도 정신적으로도 건강을 위협할 수 있습니다.

SUMMARY

- 입 안에는 세균이 가득하다.
- 전신에 영향을 주는 것은 흡인성 폐렴과 치주 질환이다.

'먹기 쉬운 식사'란 어떤 것일까?

먹는 힘에 맞춘 식사를 하자

'먹기 쉬운 음식'이라는 말을 들었을 때 여러분의 머릿속에는 제일 먼저 어떤 음식이 떠올랐나요? 건강할 때는 아무런 불편이 없지만, 가령 잇몸이 부어서 아플 때는 두부처럼 많이 씹지 않아도 되는 부드러운 음식으로 배를 채우려고 하지 않나요?

즉, '먹기 쉬운 식사'란 자기 몸의 움직임(이 경우에는 세게 씹지 못하고 약한 힘으로 씹는 동작)과 음식의 성질(부드러워서 작은 힘으로도 으깨지는)이 맞는 상태를 가리킵니다.

나이가 들고 질병으로 인해 씹고 삼키는 힘이 약해지면, 그 사람에게 먹기 쉬운 식사인지 어떤지는 '안전성'의 문제와 직결됩니다.

일반적으로 '씹기 쉬운 음식'이란 잘 으깨지고 부서지는 것, '삼키기 쉬운 음식'은 어느 정도 촉촉하고 덩어리진 느낌의 잘 미끄러지는 것이에요. 굳이 무얼 하지 않아도 되는 식재료라면 그대로, 그 이외에는 조리를 통해 미리 '씹기 쉽고', '삼키기 쉬운' 형태로 만들어 두세요.

구체적으로는 부드럽게 만들려면 오래 가열하고, 씹기 쉽게 하려면 칼집을 넣거나 질긴 부분을 사용하지 않고, 덩어리진 데다 미끄럽게 하려면 녹말 소스나 마요네즈를 이용하는 방법이 있지요.

당사자에게 맞는 식사인지 체크하자

식사 중에 반찬을 오래도록 씹고 있거나 삼킬 때 목이 메나요? 또 식사 후반에 목이 메는 일이 늘어나고, 꿀꺽 삼켰는데도 입 안에 음식물이 남아 있는 경우는 없나요? 어쩌면 신체의 움직임과 음식의 성질이 맞지 않는 것인지도 몰라요.

'식사가 안 맞나…'라는 생각이 든다면 우선은 먹기가 힘이 드는지 당사자에게 물어보세요. 물론 '딱히 먹기 힘들거나 그렇지 않다'고 답할지도 모릅니다(흔히들 그러세요). 또 스스로도 어떤지 잘 몰라서 답하지 못하기도 해요. 그런 경우에는 주위에서 당사자의 상황을 보고 탐정처럼 추리하는 수밖에 없습니다(챕터 2 참조).

'먹기 쉬운 음식'도 즐겁게 먹자

먹기 쉽게 만들고자 반찬을 믹서에 갈거나 젤리처럼 굳히는 경우도 있습니다. 단단함이나 탄력의 정도 등 음식의 물리적인 성질을 생각하면 이는 '먹기 쉬운 음식'이 맞습니다.

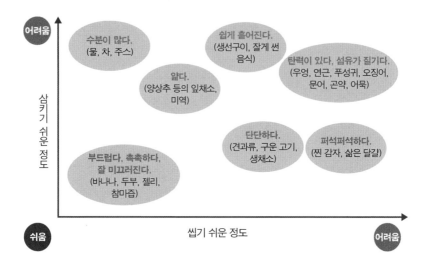

'먹기 쉬운 음식'이란?

- 수분이 많다.
  (물, 차, 주스)
- 쉽게 흩어진다.
  (생선구이, 잘게 썬 음식)
- 탄력이 있다, 섬유가 질기다.
  (우엉, 연근, 푸성귀, 오징어, 문어, 곤약, 어묵)
- 얇다.
  (양상추 등의 잎채소, 미역)
- 단단하다.
  (견과류, 구운 고기, 생채소)
- 퍼석퍼석하다.
  (찐 감자, 삶은 달걀)
- 부드럽다, 촉촉하다, 잘 미끄러진다.
  (바나나, 두부, 젤리, 참마즙)

어려움 / 삼키기 쉬운 정도 / 쉬움 / 씹기 쉬운 정도 / 어려움

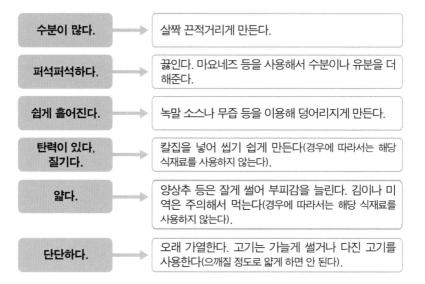

씹기 어려움·삼키기 어려움을 줄여주는 아이디어

수분이 많다.	살짝 끈적거리게 만든다.
퍼석퍼석하다.	끓인다. 마요네즈 등을 사용해서 수분이나 유분을 더 해준다.
쉽게 흩어진다.	녹말 소스나 무즙 등을 이용해 덩어리지게 만든다.
탄력이 있다, 질기다.	칼집을 넣어 씹기 쉽게 만든다(경우에 따라서는 해당 식재료를 사용하지 않는다).
얇다.	양상추 등은 잘게 썰어 부피감을 늘린다. 김이나 미역은 주의해서 먹는다(경우에 따라서는 해당 식재료를 사용하지 않는다).
단단하다.	오래 가열한다. 고기는 가늘게 썰거나 다진 고기를 사용한다(으깨질 정도로 얇게 하면 안 된다).

하지만 믹서에 갈아서 죽처럼 만들거나 젤리 형태로 만들어 잘 넘어가는 식사는 식감이 다양하지 못하다는 단점이 있어요. 우리는 맛뿐만 아니라 단단함, 끈적임 등의 여러 '식감'을 통해 맛을 느끼기 때문에 처음에는 식감이 균일한 식사를 '먹기 쉽고', '맛있다'고 느껴도 계속 그렇게 먹으면 '맛있다'고 느끼지 못할 수 있습니다.

안전하게 먹기 쉬운 음식을 섭취하는 것은 매우 중요해요. 하지만 한편으로는 먹는 즐거움도 잃으면 안 되겠지요. 먹기에 다소 힘이 들지 몰라도 당사자가 '맛있겠다', '먹고 싶다'고 여기는 음식으로 준비한다면 식사에 대한 만족감이 높아지지 않을까요?

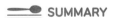

시고 맵고 자극적인 맛이 얼마나 나느냐에 따라서도 먹기 쉽고 어려운 정도가 달라집니다. 자극으로 인해 목이 메거나 힘들다고 한다면 최소한의 필요한 양만 사용하는 것이 좋습니다.

SUMMARY

- **'먹기 쉬운 음식'이 잘못 삼킴을 예방한다.**
- **조리법에 따라 씹고 삼키기 쉬워질 수 있다.**

먹는 동작을 통해
'먹기 쉬운 정도'를 생각해 보자

'먹는' 활동에는 오감이 활용된다

우리는 매일 식사든 간식이든 먹는 활동을 합니다. 그 먹는 활동에 대해
곰곰이 생각해 본 적이 있나요?

예를 들어 뜨거운 밥 위에 매실장아찌를 하나 올려서 먹는다고 해 봅
시다. 한 입에 들어갈 적당한 양의 밥을 숟가락으로 떠서 입으로 가져갑
니다. 꼭꼭 씹으면 입 안에서 밥과 장아찌가 으깨지고 비벼지는 데다, 동
시에 침이 섞이면서 밥의 단맛과 장아찌의 짭조름한 맛이 잘 어우러져
'맛있다!'고 느껴집니다. 그리고 음식이 '삼킬 수 있는 상태'가 되었음을
몸이 감지하면 혀를 이용해 목구멍까지 보내고, 삼킴 반사로 꿀꺽 삼키
게 되지요.

우리에게 당연하다고 할 수 있는 이 활동에는 인간의 오감이 전부 활

용되고 있습니다. 뇌의 지령을 받아서 도미노가 쓰러지듯이 절묘한 타이밍과 순서에 따라 여러 뚜껑과 출입구가 열리고 닫히면서 입에 들어간 음식이 목구멍을 지나 위까지 순조롭게 운반되는 것이에요. 이러한 과정이 한 곳에서 어긋나버리면 '먹는' 동작에 불편이 생깁니다.

'먹기 힘들 것 같다고 잘게 썰어주는' 행동은 잘못됐다

재택 돌봄을 받는 분께 집에서 음식을 어떻게 드리는지 물어보면 "먹기 힘들 것 같으니, 음식을 모두 잘게 썰어줘요"라는 이야기를 정말 많이 하세요. 아마도 '먹기 힘들다 → 치아가 좋지 않다 → 씹지 못한다 → 미리 잘게 썰어두면 씹지 않아도 된다'는 생각 때문에 음식을 잘게 썰어서 내놓는 분이 많은 것 같습니다.

하지만 앞서 말한 매실장아찌와 밥의 이야기를 떠올려 보세요. '씹는' 행위는 음식을 잘게 부수고 비벼서 침과 섞어주는 동작을 동시에 하여 삼키기 쉬운 상태로 만들어 줍니다. 음식을 잘게 썰어서 제공하는 식사는 이 중 '씹어 부수기'라는 작업의 일부분을 대신해 주는 것에 지나지 않아요.

잘게 썰어서 주는 것은 어중간한 상태의 음식을 입에 넣어 씹는 동작의 흐름을 차단하는 일이기도 해요. 게다가 음식이 흩어지기 쉬우므로 입 안에서 처리하기가 오히려 더 힘들 때도 있습니다.

'먹기 힘든 것 같다'고 생각될 때 주목해야 할 점은 음식의 크기가 아니라 단단함의 정도입니다.

❶ 인지기(선행기)
눈으로 보고 냄새를 맡아서 음식을 확인하고 먹는 방법을 판단한다.

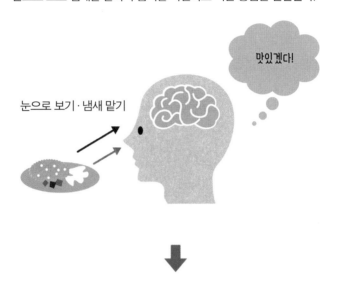

눈으로 보기·냄새 맡기

맛있겠다!

❷ 구강 준비기(저작기)
입에 들어온 음식을 치아와 혀, 턱 등을 잘 사용해 으깨고 뭉치고 침을 섞어서
삼킬 수 있는 상태(덩어리)로 만든다.

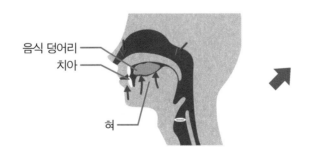

음식 덩어리
치아
혀

❸ 구강기
씹는 활동을 통해 만든 음식 덩어리를
입에서 인두로 보낸다.

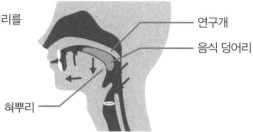

연구개

음식 덩어리

혀뿌리

❹ 인두기
삼킴 반사를 통해 음식 덩어리를
인두에서 식도로 보낸다.

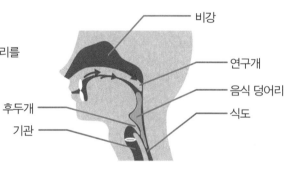

비강

연구개

음식 덩어리

후두개

식도

기관

❺ 식도기
연동 운동을 통해 음식 덩어리를
식도에서 위로 보낸다.

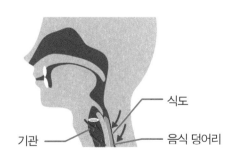

식도

기관

음식 덩어리

과거 저작(씹기)에 관한 연구를 위해 한 농촌 지역에서 조사를 한 적이 있어요. 활기찬 고령자분들께 여러 가지 채소를 드시게 한 후, '먹기 쉽다고 느낀 이유'를 물어보았는데, 치아 개수가 적고 전체 틀니 등을 많이 하신 그룹의 답변이 대부분 '부드러워서'라는 것이었습니다. 음식의 크기도 어느 정도 영향을 줄 것이라 예상했지만, 크기에 대한 언급은 거의 없었어요. 음식이 먹기 쉬우냐 어려우냐는 '크기'보다도 '단단함의 정도'라는 것을 보여주는 결과였습니다.

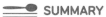
SUMMARY

- '먹는' 동작은 복잡한 움직임의 연속이다.
- 잘게 썬다고 먹기 쉬워지는 것만은 아니다.

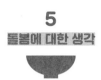

식사 준비도 구강 케어도
현실적으로 하자

돌봄의 장벽을 낮추자

밥을 먹고, 화장실에서 배설을 하고, 세수와 양치질로 청결을 유지하는 것. 이는 모두 우리에게 통상적인 활동으로 그 시간이 되면 해야만 하는 일입니다. 돌봄이란 이런 활동을 돌보는 것이지요.

식사도, 용변 처리도, 세수와 양치질도 자기 일이라면 그리 신경 쓰이지 않건만, '누군가를 위한' 일이 되는 순간 상황이 달라집니다. '시간이 없어서 못 했다', '기껏 만들어 놓았더니 먹지 않는다'며 돌보는 사람의 마음에 짜증과 불안도 생깁니다.

짜증과 불안은 자기 생각대로 되지 않을 때 발생하는 감정입니다. 그 장벽이 높을수록 뛰어넘는 데 힘이 들어서 불안과 화도 쉽게 생겨요. 그렇다면 과감하게 '꼭 해야만 해'라는 장벽을 낮춰보면 어떨까요?

비단 고령의 부모님뿐만 아니라 가족 돌봄의 모든 형태에서 돌봄은 하려고 하면 끝이 없습니다. 식사도 구강 케어도 마음만 먹으면 얼마든지 꼼꼼히 정성껏 할 수 있어요. 하지만 그렇게 하다가는 돌보는 사람이 피폐해지고 지쳐 쓰러지게 됩니다.

'쉽게 하기=대충'이 아니다

장벽을 낮춘다는 것은 단순히 대충하거나 내버려 두는 것이 아니에요. 올바른 지식을 갖고 효율적으로 하는 것을 말합니다.

가령 식사도 유동식이나 갈음식(음식을 대부분 갈아 삼키는 데 용이하게 구성한 식사), 다짐식(음식을 대부분 곱게 다지거나 부드러운 음식으로 구성하여 삼키기 용이하도록 만든 식사) 등 특별히 가공한 음식이 필요하다면 매일 만들기는 힘이 듭니다. 시장에서 파는 식품이나 냉동식품을 이용하고, 바나나

'이상적인 돌봄'보다는 '현실적인 돌봄'을 하자

레토르트 식품이나 바나나 등을 준비

잠들기 직전의 구강 케어

주간 보호 센터의 식사

나 아보카도처럼 껍질만 벗기면 먹을 수 있는 것을 상비해 두거나, 한 번에 많이 요리해서 냉동해 두는 것 등 식사 준비를 편하게 할 수 있는 방법은 다양합니다.

설령 한 번의 식사에서 영양의 균형이 맞지 않아도 일주일에서 사흘 정도는 대체로 영양을 고루 섭취했다면 괜찮습니다.

주간 보호 센터 등 집 밖에서 먹을 기회가 있다면 그곳에서 돌봄에 익숙한 직원이 영양이 풍부하고 맛있는 식사를 준비하고 필요하다면 식사 보조를 해줄 거예요. '집에서 다소 영양을 골고루 섭취하지 못해도 괜찮아!'라고 생각하면 마음이 한결 가벼워지지 않을까요?

일상의 부담을 줄이자

하루 세 번 꼭 양치질을 하여 입 안을 청결하게 유지하는 것이 가장 좋습니다. 하지만 돌봄이 많이 필요한 사람일수록 그렇게 하려면 돌봄자는 힘이 들어요.

입 안을 청결하게 관리하는 목적은 구강 세균 수를 줄여서 여러 가지 질병을 예방하는 것, 입 안을 자극하여 움직임을 원활히 하고 상쾌하게 만드는 것입니다. 그리고 지금까지의 연구를 통해 구강 세균 수는 특히 밤에 확연히 증가한다고 알려져 있어요. 요컨대 하루에 세 번은 못 해도 '밤에 잠들기 전에는 꼭 양치질을 한다'고 정해두고 실행한다면 목적을 달성할 수 있습니다.

가능하다면 몇 주에 한 번이라도 치과를 방문해 구강 케어와 검진을 받으면 더욱 안심할 수 있어요. 구강 전문가에게 정기적으로 케어를 받

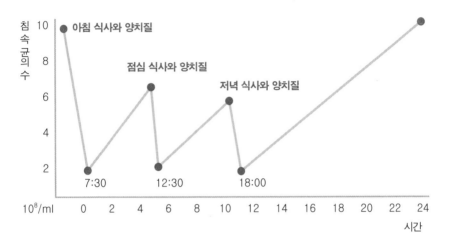

야간의 세균 수 증가

침 속 균의 수

10 ● 아침 식사와 양치질

8   점심 식사와 양치질

6   저녁 식사와 양치질

4

2   7:30   12:30   18:00

10^8/ml   0 2 4 6 8 10 12 14 16 18 20 22 24

시간

• 출처: 〈고령자의 조용한 암살자 : 구강 내 바이오필름과의 싸움(高齢者の靜かなる暗殺者 : 口腔內バイオフィルムとの戦い)〉 노년치과의학 24권 2호, 2009년

하루 세 번 양치질을 하는 것이 가장 좋지만, 세 번이 어렵다면 한두 번이라도 가능한 때를 찾으세요. 잠들기 전에는 반드시 양치질하기를 권합니다.

으면 돌보는 사람의 부담도 조금은 줄어들 수 있지 않을까요?

'먹기 쉽도록 식사를 준비해야 해. 그런데 시간이 부족해….'

'식후 양치질이 중요하다는 걸 아는데, 힘도 들고 겁도 나네….'

이런 생각이 드는 것은 당연해요. 그리고 시간이나 마음에 여유가 없을 때 다른 사람에게 맡기거나 서비스를 이용하는 것은 전혀 나쁜 일이 아니에요.

'반드시 해야만 해'에서 '이것만 해 두면 괜찮아'로 사고를 전환하고 좋은 의미의 힘 빼기를 시도해 보세요.

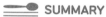 **SUMMARY**

● '식사 시간'도 '양치 시간'도 매일 있는 일이다.
● 이유를 알고 쉽게 하는 방법을 생각해 보자.

KEY POINT 1

식감의 다양성도 맛있다고 느끼는 요인 중 하나다

흡인성 폐렴으로 입원한 후 얼마간 금식하느라 아무것도 먹지 못한 환자가 있었어요. 몸이 회복되고 조금씩 입으로 음식을 먹을 수 있게 되자, 처음에는 젤리부터 먹기 시작했습니다. 젤리를 한 입 먹자마자 "우와, 맛있다! 이렇게 맛있다니!" 하고 너무나도 좋아하셨어요. 가족들도 한숨 돌리셨고요. 그런데 이후로 먹는 힘이 좀체 회복되지 않아서 젤리 형태 이외의 음식은 아무래도 먹기가 힘든 상황이었습니다. 젤리식을 먹은 지 일주일, 이주일쯤 되자 환자는 "더 이상 목으로 넘어가질 않아요. '이건 약이다, 먹는 연습이다'라고 생각하며 먹으려고 애는 쓰는데…" 하고 호소했습니다. 그래서 이후에 젤리 형태의 음식을 기본으로 하고 반숙 달걀처럼 조금이나마 먹을 수 있는 식감의 음식을 찾아서 겨우겨우 퇴원하셨습니다.

이런 경우는 드물지 않아요. 젤리식이나 죽처럼 균일한 형태의 식사를 하는 환자분들이 자주 하시는 말씀입니다. 그때마다 맛을 느끼면서 먹을 수 있는 것은 여러 가지 식감 덕분임을 실감합니다.

CHAPTER 2

식사 중에 이런 '어려움'은 없으신가요?

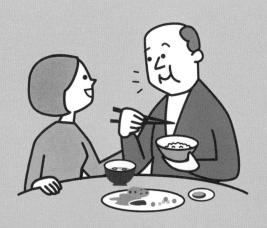

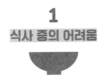

기껏 만든 음식을
먹지 않아요

먹지 않는 이유는 다양하다

재택 돌봄을 하는 가족분과 이야기를 나누다 보면 "요즘 어머니가 드시는 양이 줄어서…", "할아버지가 통 드시지를 않는데 어떻게 하면 좋을까요?" 하고 고령자의 식욕 부진에 관해 상담을 요청받고는 합니다.

저는 우선 먹지 않는 이유에 대해 본인에게 물어보도록 조언하지만, 물어봐도 명쾌한 답을 얻지 못할 때도 있어요. 그럴 때는 다음의 이유에 해당하지는 않는지 확인해 보세요.

이유 ❶ 틀니가 맞지 않거나, 입 안 어딘가가 불편하다(아프다)

잘 씹지 못하거나, 구내염 또는 틀니 장치로 인해 상처가 생겨서 닿으면 아프다거나, 물이 닿았을 때 얼얼한 느낌 등의 증상이 있으면 식사를 마음대로 할 수가 없지요. 본인에게 어디 불편하거나 아픈 곳은 없는지 물어도 답이 없다면, 직접 입 안을 살펴보세요.

특히 요양 등급이 높은 경우에는 평소에도 입 안을 살펴보는 습관을 들이면 좋습니다. 그러려면 식사 '전' 구강 케어를 하는 것도 유용합니다. '양치질은 식후에' 하는 것이라고 여기는 분들이 많은데, 청결한 구강 상태에서 식사를 하면 맛도 더 잘 느끼고, 흡인성 폐렴을 예방하는 데도 도움이 됩니다. 스스로 관리할 수 있는 분이라면 식후 양치질을 잘하도록 말씀드리고, 도움이 필요한 분에게는 "이제부터 식사하실 거예요"라고 알리고 양치질하면서 점검하고, 침이 잘 분비되도록 한 후에 식사하게 하는 것이 좋습니다.

이유 ❷ 변비가 있어서 배가 불편하다

돌봄을 받는 당사자가 적절하게 배변 활동을 하고 있나요? 변비로 인해 몸에서 나와야 할 것이 나오지 못하는 상황에서 입으로 계속 음식을 먹어 본들 식욕이 생길 리가 없습니다. 특히 운동 부족, 수분이나 식이섬유를 충분히 섭취하지 못하면 장의 움직임도 저하됩니다. 변비가 계속되면 구토를 하기도 하고, 이를 잘못 삼켜 흡인성 폐렴이 생길 위험도 커져요.

지속적인 변비로 배변 활동의 불편함을 느낀다면 가까운 병원에서 의사와 상의하여 조치를 받아야 합니다.

이유 ❸ 먹으면 바로 목에 걸려서 먹고 싶지 않다

여러분도 목에 무언가가 제대로 걸려서 고생한 경험이 있을 것입니다.

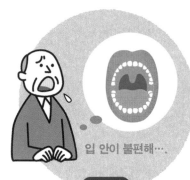

틀니가 맞지 않거나
입 안의 어딘가가 아프다.

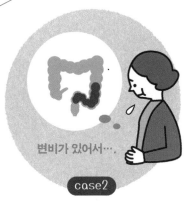

변비로 인해
복부 팽만감이 있다.

맛은 음식이 침에 녹아서 주로 혀에 있는 미뢰 세포에 도달해야만 느낄 수 있습니다. 그러니 입 안에 침이 나오고 혀가 깨끗한 상태일 때 맛도 제대로 느껴집니다.

어떤 타이밍, 어떤 음식을 먹었을 때 목이 막히는지 등은 당사자에게 안전한 음식을 찾는 데 힌트가 됩니다.

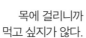

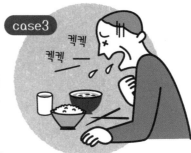

목에 걸리니까
먹고 싶지가 않다.

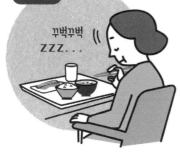

잠이 와서
제대로 먹을 수가 없다.

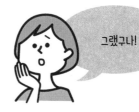

그랬구나!

한 연구에 따르면 한입량의 10%를 잘못 삼켜서 목이 막히는 경험을 한 환자는 이후 그 음식을 먹고 싶어 하지 않는다는 보고가 있습니다. 목이 막히면 대부분은 피로나 고통을 경험하므로 몸이 위험을 감지하고 먹는 데 소극적으로 반응하는 것일지도 모르겠네요.

목이 메는 빈도는 어떤가요? 식사마다 한 번 목이 메거나 음식이 걸린다면 몸의 방어 반응이 제대로 작용하고 있다(기침 반사)는 증거라고 여겨도 됩니다. 하지만 자주 목이 메거나 특정한 음식을 먹었을 때 목에 걸린다면 식사의 내용물이나 식사 시의 자세, 잠에서 분명히 깬 상태인지 등을 확인하세요.

이유 ❹ 졸려서 먹지 못한다

졸음이 식욕을 이기는 바람에 먹지 못하는 경우도 있어요. 밤낮이 거꾸로 된 생활 리듬을 갖고 있지는 않나요? 또 몸 상태가 좋지 않으면 멍해지거나, 나이가 들면서 체내 시계의 변화로 새벽에 깨고 초저녁이면 졸리는 경우도 있어요.

아침에 햇볕을 충분히 쬐고 식사를 하여 몸에 시간 감각을 알려주어야 신체 리듬이 정비됩니다. 아침에는 커튼을 열고 조금이라도 괜찮으니 음식을 섭취하여 기상 스위치를 켜 주세요.

또 불면증을 개선하려고 약을 복용하면 그 영향으로 아침에 잘 못 일어나기도 해요. 낮에 깨어 있지 못하는 모습이 보이면 의사나 약사에게 약 복용의 영향에 대해 상의해 보세요.

또한 제대로 깨지 않은 상태에서 식사를 하게 될 경우, 씹고 삼키기가

먹지 않는 이유별 점검표

❶ 틀니로 인한 불편함, 구강 통증

- ☐ 구내염이 생긴 것은 아닌지?
- ☐ 먹고 마실 때 입 안이 아파 보이거나 얼굴을 찡그리지는 않는지?
- ☐ 치아나 턱의 통증으로 인해 조심스레 씹는 모습이 보이지 않는지?

❷ 변비로 인한 복부 팽만감

- ☐ 오늘 아침에 대변을 보았는지?
- ☐ 최근 들어 운동량이나 외출할 기회가 줄어들지 않았는지?
- ☐ 최근 식사 때 무엇을 먹었는지? 수분과 식이섬유의 섭취는 어땠는지?

❸ 목 걸림

- ☐ 얼마나 자주 목이 메거나 음식물이 걸리는지?
- ☐ 어떤 음식을 먹고 마실 때 목에 걸리는지?
- ☐ 음식 먹을 때의 자세는?

❹ 졸음으로 인한 식욕부진

- ☐ 밤에 잘 자는지?
- ☐ 낮에 꾸벅꾸벅 조는 일이 많은지?
- ☐ 복용하는 약 때문에 졸음이 오는 것은 아닌지?

❺ 탈수

- ☐ 갈증을 호소하지 않는지?
- ☐ 평소보다 멍한 모습을 보이지 않는지?
- ☐ 체온이 올라가지 않았는지?
- ☐ 입술이 말라 있지 않은지?

잘되지 않아 위험해집니다. 꾸벅꾸벅 졸거나, 졸려 보일 때는 식사를 미루고 나중에 재도전하도록 하세요.

이유 ➎ 탈수증으로 인해 기력이 없다

먹고 마시는 양이 적어지면 자기도 모르는 사이에 몸이 탈수증을 일으키기도 합니다. 그러면 먼저 기력이 없어지고 먹는 양이 줄어들어요. '낮에도 잠만 잔다', '멍하니 있다', '왠지 평소와 모습이 다르다'고 느껴진다면 섭취한 수분량뿐만 아니라, 소변은 제대로 보고 있는지 화장실에 가는 횟수가 줄어들지는 않았는지 점검해 보세요.

입에 음식을 넣은 것이 자극이 되어 잠이 깨면서 식사를 하는 경우도 있습니다. 식사 보조를 하고 있다면, 처음에는 한 입, 두 입 정도 입에 넣어보고 상황을 살펴보세요. 자극으로 인해 잠이 깬다면 그대로 식사를 계속하고, 여전히 졸린 상태라면 식사를 미루세요(식사를 그만둘 때는 입에 음식이 남아 있는지 반드시 확인).

SUMMARY

● 우선은 '먹지 않는 원인'을 찾아보자.
● 대책은 원인에 따라 달라진다.

치매 때문에
식사가 진행이 안 돼요

'먹지 않는' 배경에는 치매의 영향도 있다

치매 증상으로는 뇌의 활동이 저하되면서 나타나는 기억이나 판단력 장애(핵심 증상), 환각 등의 정신 증상이나 배회 등의 문제 행동(주변 증상)이 있습니다.

이러한 증상으로 인해 눈앞에 준비된 것이 음식이라는 사실을 인식하지 못하거나, 식사 도구(숟가락이나 젓가락)의 사용법을 모르고, 시각적 정보가 과다하여 먹는 동작을 처리하지 못할 수 있습니다.

'먹지 않는' 이유가 치매 때문이라고 여겨지면 ① '맛과 향을 통한 자극', ② '시각 정보의 조절'로 대응하는 경우가 많습니다.

①은 본인의 오감(겉보기, 냄새, 맛, 혀에서 느끼는 촉감과 온도, 소리)을 전부 가동시키면서 새콤한 음식 등을 먼저 입에 넣어(반드시 "새콤한 음식이에요",

47

"매실장아찌예요" 하고 말하면서 주세요), 신맛의 자극과 향으로 인해 '식사구나!' 하고 인식하는 스위치를 눌러주는 것입니다.

또 유동식 등 겉보기에 무슨 음식인지 몰라 선뜻 손이 가지 않는 경우도 있어요. 만약 삼키는 모습이 괜찮아 보인다면 ②의 시각 정보 조절로 대응하세요. 일부러 일반식(본인이 좋아하는 음식을 추천)을 조금 내어서 식욕이 생기는지를 살펴보는 겁니다.

시각 정보를 줄여서 식사에 집중하자

일부러 반찬을 하나씩 제공하는 방법도 있어요. 눈앞에 여러 개의 반찬 접시가 놓인, 시각 정보가 많은 상황에서는 뇌의 처리 능력이 따라가지 못하는 경우가 있습니다. 그래서 이것저것 내놓지 않고 꼭 먹여야 할 것에 집중해 낮아진 정보 처리 능력을 돕는 것이지요.

또 화려하고 멋진 테이블보나 그릇의 무늬에 정신이 분산되어 식사가 진행되지 않는 경우도 있습니다. 이전에 병동에서 흰 그릇에만 죽을 담다가 안쪽이 검은색인 그릇으로 바꿔서 죽을 담자 음식을 남기는 양이 줄어들었던 사례도 있었습니다. 아마도 검은색 그릇과 흰죽의 색 대비가 명확해지면서 '죽이 남아 있다'는 것을 인식하기 쉬워진 덕분이 아닐까 싶어요. 이처럼 시각 정보가 먹는 양에 영향을 미치기도 합니다.

시각 정보를 조절	맛과 향의 변화

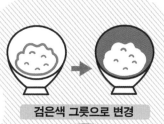

검은색 그릇으로 변경

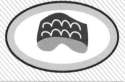

반찬을 하나씩 제공

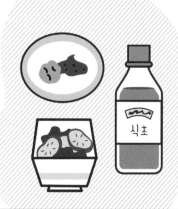

신맛을 이용해 자극과 향을 제공

'밥을 먹는' 행위는 수십 년 동안 당연하게 해온 일입니다. 처음 몇 번만 곁에서 보조(숟가락을 쥐여 드리거나, 돌보는 사람이 손을 잡고 직접 먹는 것처럼 움직이는)하면 '식사 스위치'가 켜지면서 먹기 시작하기도 해요.

SUMMARY

● 오감을 자극하여 '식사'에 대해 인지시키자.
● 시각 정보가 많은 상황에서는 식사가 진행되지 않는 경우도 있다.

KEY POINT 2

치매인 사람의 식사와
돌봄의 어려움은 각양각색이다

'좀처럼 먹지 않는다', '먹었는데도 안 먹었다고 한다', '숟가락을 사용하지 않고 손으로 집어 먹는다' 등. 치매인 사람을 돌보는 가족의 식사 상황에는 여러 어려움이 따릅니다. 저도 병원에서 식사가 진행되지 않는 환자의 병실을 찾을 때가 있는데, 얼굴에 미소를 띠고 맞이하는 분이 계신가 하면 "먹을 걸 뺏어가려고 온 거야?" 하고 화내며 주먹을 날리려는 분도 계셨습니다.

화내며 손이 먼저 나가는 사람, 반응이 없는 사람, 구강 케어를 꺼리는 사람 등 다양한 케이스가 존재하며, 전문가조차도 힘에 부치는 경우가 있어요. 저는 '이분이 건강했을 때는 어떤 분이셨을까?' 하고 곰곰이 생각해 봅니다. 쉽게 화를 내거나 주위 사람들은 안중에도 없는 것이 치매 때문이지, 그분의 본래 모습은 아닐 것이라고 생각하기 때문이에요.

물론 저 같은 의료진은 진료 시간 때만 환자를 보니 그렇게 생각하는 것이고, 매일같이 환자를 돌보는 가족들은 늘 좋은 쪽으로만 생각하기란 쉽지 않을 거예요. 하지만 곤혹스러운 말과 행동도 그 이유를 알면 대응 방법을 생각할 수 있습니다. '이런 걸 물어봐도 되려나. 물어본들 소용없을 거야…' 라고 여기지 말고 전문가와 상의해 보면 좋겠습니다.

3
식사 중의 어려움

음식 앞에서
입을 벌리지 않아요

입을 벌리지 않는 원인을 체크하자

'식사 보조' 중 돌보는 사람들이 많이 상의하는 고민입니다. 치매가 원인
인 경우도 적지 않습니다.

식사하기보다는 화장실이 가고 싶은 걸까? 눈앞에 놓인 것이 '음식'이
라고 인식하지 못하는 걸까? 아니면 또 입 안이나 입술이 아파서 입을
벌리지 않는 것인지도 몰라요. 우선은 다음 사항을 확인해 보세요.

① 본인의 의사에 따라 입을 열지 않는가?

② "입을 벌려주세요"라는 말의 의미를 몰라서 열지 않는가?

③ 입을 벌리고 싶은데도 벌리지 못하는가?

51

①의 경우, "아직 배가 안 고파요?" 하고 물어보면 '식욕이 없다', '식사보다도 다른 것이 하고 싶다' 등 본인이 그 이유를 알려줄지도 모릅니다. '지금은 먹고 싶지 않다'라는 의사 표현을 한다면 시간을 두고 다시 도전해 보세요.

치매가 원인이면 ②처럼 말하는 의미가 전달되지 않아서 입을 벌리지 않는 경우가 있어요. 그럴 때는 아주 살짝 당사자의 입을 벌려서 혀 위에 조금만 음식을 올려봅니다. 그러면 식사 시간이라는 스위치가 켜지고 먹기 시작하기도 하거든요.

이때 주의할 점은 국물 등 수분이 많은 음식은 피해야 합니다. 수분이 많으면 입에 넣었을 때 사레들릴 가능성이 있기 때문입니다.

당사자에게 물어도 답이 없거나, 입을 벌리지 않는 이유를 모를 때는 이 스위치 작전이 의외로 효과적입니다. 이 작전도 전혀 통하지 않는다면 과감하게 식사를 포기하는 것도 방법입니다.

그리고 ③은 턱이 빠져서 자기 생각대로 움직이지 못하는 경우입니다. 이 경우에는 의사나 치과 의사와 상의해서 통원 치료나 입원 치료를 받아보세요.

먹는 즐거움을 유지하기 위한 노력

상황에 따라서는 일반식을 먹기가 어려워 믹서로 음식을 갈아서 먹다 보니 먹는 즐거움이나 음식에 대한 관심이 줄어드는 경우도 있습니다. 가령 당사자의 기분을 맞춰주려는 의도가 있다고 하더라도 "이렇게 갈아서만 드시는 식사는 별로지요", "어쩔 수 없죠" 등의 부정적인 말은 가급적 피해 주세요. 식사에 대한 이미지는 매우 중요합니다. "오늘은 특별히 먹기 쉽도록 만들었으니 맛 좀 보세요", "죽이 정말 맛있겠네요" 하고 먹고 싶어질 만한 긍정적인 말을 건네도록 합시다.

입을 벌리지 않을 때의 말 걸기 예시

- 아직 배가 안 고파요?
- ○○철이 돌아왔어요. 한 입 드셔 보세요.
- 오늘 죽이 맛있게 됐는지 맛 좀 보세요!
- 맛있는 냄새가 나서 나도 배가 고프네요!
- 간에 신경을 썼는데, 맛이 어떤지 소감 좀 들려주세요.

식사량이 줄었다며 상담하러 오시는 환자분들 중에는 잘 관찰해 보면 턱이 빠진 분들도 있어요. 특히 거동을 못하는 분이나 치매 때문에 의사 표현을 잘 못하는 고령자의 경우, 자신도 모르게 어느새 턱이 빠져 있기도 합니다. 가족들조차 알아차리지 못하고 시간이 흘러 턱을 원래의 위치로 되돌리지 못하는 사례도 있었어요.

SUMMARY

- 배가 고프지 않거나, 입 안이 불편한 것은 아닌지 이유를 찾자.
- 음식이 조금만 입으로 들어가도 '식사 스위치'가 켜지는 경우가 있다.

입에 음식을 넣은 후
삼키기까지 오래 걸려요

입에 음식을 물고 잘 삼키지 않는다

식사 보조를 하는 분들께서 "입을 잘 벌리지만 그다음부터 시간이 걸려요", "억지로 입에 음식을 넣기는 했는데, 삼키지를 않으니 두 숟가락을 먹이기도 힘이 드네요"라는 말을 자주 하세요.

그럴 때는 우선 빈 숟가락으로 혀 위를 꾹 눌러서 "지금 입에 뭐가 있어요!" 하고 신호를 보내세요. 밥그릇에서 밥을 떠서 입에 넣는 '척'을 하며(실제로는 빈 숟가락) 당사자가 '한 입 먹은 기분'이 들도록 하는 겁니다. 그 후 다음 한 입을 떠서(이번에는 정말로 밥을 떠서) 당사자의 눈앞에 가져가 보여주면 잘 삼키는 경우도 있습니다.

그리고 입에 넣는 양이 너무 적어서 '입에 음식이 있다'고 인식하지 못할 수도 있어요. 모습을 잘 살펴보면서 조금씩 음식을 추가해 주면 삼키기도 합니다.

자극을 통해 '먹는' 스위치를 켜자
그 밖에도 '먹는' 스위치를 켜는 방법으로 다음의 것들이 있어요.

- 새콤한 맛 등 자극을 줄 수 있는 음식을 먹게 한다.
- 까끌까끌 거친 식감의 음식, 씹을 필요가 없는 음식을 먹게 한다.
- 아이스크림 등 차가운 음식으로 자극을 준다.
- 한 입의 양을 늘려본다.

이렇게 시도해도 전혀 삼키지 않는다면 일단은 입 안의 음식을 모두 뱉어내게 하여 비웁니다. 먹는 것을 중단하고 시간을 두었다가 다시 도전하거나, 배가 고프지 않은 것 같다면 그 식사를 건너뛰고 간식 시간이나 다음 식사 시간에 먹이도록 합니다.

식사 보조를 중단하고 자리를 뜰 때는 반드시 당사자의 입 안이 비어 있는지 확인하세요. 입 안에 음식물이 남아 있으면 질식 사고나 잘못 삼킴의 원인이 됩니다.

'먹는' 스위치를 켜는 방법

〈자극이 있는 음식〉

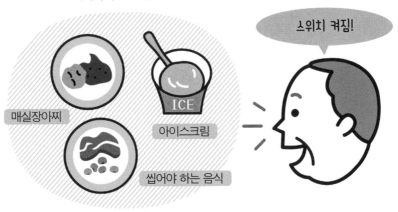

매실장아찌

ICE
아이스크림

씹어야 하는 음식

스위치 켜짐!

입에 음식을 물고 있다가도 눈앞에 먹어야 할 음식을 보여주면 입 안의 음식을 삼키는 모습을 자주 볼 수 있어요. 입에 음식을 물고 삼키지 않을 때 시도해 보세요.

SUMMARY

● 혀를 자극하여 삼키는 스위치를 켜라.
● 식사를 중단할 때는 반드시 입 안을 비워야 한다.

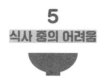

5
식사 중의 어려움

식사를 하다가
사레가 자주 들려요

식사 중에 음식물이 자주 목에 걸린다는 것은 '신체의 움직임'과 '음식의 성질'이 맞지 않아서일지도 몰라요.

챕터 1에서 이야기했듯이 단 한 숟가락을 먹더라도 도미노가 차례차례 쓰러지듯 많은 동작이 순서대로 이루어져야 합니다. 그중 어디선가 문제가 생기면 제대로 삼키기가 힘들어요.

사레에 잘 들리는 경우라면 다음의 세 가지를 체크해 보세요.

① 물(수분이 많은 것) 때문에 사레가 들지 않았는가?

② 무엇을 먹든 사레가 드는가?

③ 식사 후반부에 사레가 드는 횟수가 많은가?

❶ 물 때문에 사레가 드는 경우

물이 흐르는 속도를 신체 반응이 따라가지 못하기 때문일 수 있습니다.

어떤 자세로 물을 마셨나요? 침대에 누운 상태이거나, 턱이 올라간 자세에서 물을 마시면 물 → 폐로 가는 통로가 일직선으로 열리기 때문에 사레가 들기 쉽습니다.

목이 말라서 물을 단번에 꿀꺽꿀꺽 마시지는 않았나요? 혹은 빨대나 흡입기 등을 이용해 입 안에 물이 쑥 들어오지는 않았나요? 물은 폭포처럼 흘러 들어오는데 삼키는 신체 동작이 따라가지 못해서 목구멍에서 흘러넘친 것일지도 모릅니다.

특히 빨대나 흡입기는 당사자가 직접 '빨아서' 마시는 것이라면 괜찮지만, 돌보는 사람이 입에 흘러 들어가도록 넣어줄 때는 물이 얼마나 들어가는지 양과 속도를 알지 못해 사레가 들기 쉬워요. 주의해서 사용해 주세요.

물이나 수분이 많은 음식을 먹다가 목에 걸리는 경우는 우선 자세에 주의해야 합니다. 의자에 똑바로 앉아서 마시거나, 침대 위에서 마시더라도 적어도 30도 이상은 경사를 주어야 합니다. 이때 턱을 살짝 아래로 당기도록 하세요. 또한 컵으로 한 모금씩 혹은 숟가락으로 떠서 한 숟가락씩 마시게 해 보세요. 빨아들이는 힘이 있는 분이라면 빨대를 사용하는 것도 좋습니다. 물의 속도를 어느 정도 스스로 조절할 수 있거든요.

그렇게 해도 목에 잘 걸린다면 마시는 물이나 음료를 살짝 걸쭉하게 만들어 보세요.

물 때문에 사레가 드는 경우의 원인과 대책

원인

대책

원인		대책
• 누운 상태로 물을 마셨다. • 턱이 올라간 상태로 물을 마셨다.	목에 걸리거나 잘못 삼키기 쉬운 위험한 자세	• 의자에 바르게 앉아서 고개를 숙인 상태로 마신다. • 침대 위에서라면 30도 이상 경사를 주고 턱을 아래로 당기도록 한다.
• 단번에 물을 들이켰더니 사레가 들렸다.	삼키는 동작이 물의 속도를 따라가지 못함	• 한 모금씩 마시도록 한다.
• 한 모금을 마시자마자 사레가 들렸다. • 한 모금씩 마셨는데 사레가 들렸다.	물의 양이 적어도 삼키는 타이밍을 맞추지 못함	• 걸쭉한 느낌이 들도록 하여 마시게 한다.

삼키는 능력에 맞춰 물이 흘러 들어가는 속도를 조절하면 사레가 잘 들지 않아요.

잘못 삼키기 쉽고 사레도 잘 드는 식품

성질	대표 식품
조각나는 음식 가루로 된 음식	전병(과자), 바삭하게 구운 빵, 크래커
수분이 있는 음식	물, 차, 커피
섬유질이 강한 음식	우엉, 콩나물, 청경채, 죽순
찐 음식 푹신한 식감의 음식	카스텔라, 식빵, 군고구마
탄력이 있는 음식	어묵
신 음식	오렌지주스, 매실장아찌, 염장 다시마
수분 + 고형의 음식 가루 + 고형의 음식	죽, 라면, 건두부
입천장이나 점막에 들러붙기 쉬운 음식	김, 미역, 웨하스(과자), 얇게 썬 오이

콩나물이나 죽순처럼 씹기 힘든 음식, 카스텔라나 군고구마처럼 침이 섞이면 덩어리가 져버리는 음식은 잘못 삼킴이나 사레들림은 물론이고 질식의 위험도 있으니 주의가 필요합니다.

❷ 무엇을 먹어도 사레가 드는 경우

식사 형태를 살펴보세요. 가령 잘게 썰어서 나온 음식, 죽, 건두부, 에그 스크램블, 수박 등 입에 넣고 씹었을 때 수분과 고형물이 분리되거나 제각각 흩어지는 음식은 목에 걸리기 쉽습니다. 면류나 죽처럼 후루룩 들이키게 되는 음식도 빨아들일 때 목구멍까지 단숨에 수분이 들어가게 되고, 시거나 매운 음식도 맛의 자극으로 인해 사레가 들기 쉬워요.

물을 마실 때와 마찬가지로 우선은 먹을 때의 자세를 확인하고, 목에 음식물이 걸리지 않을 만한 자세로 식사를 하도록 해 주세요. 동시에 식사 형태도 확인해야 합니다. 앞의 표처럼 사레가 들기 쉬운 음식을 제공해왔다면 앞으로는 그런 음식을 피하고, 촉촉하면서도 덩어리감이 있는 것을 드시게 해 보세요.

❸ 식사 후반에 사레가 드는 경우

음식을 먹기 시작할 때는 문제가 없는데 식사 후반에 음식물이 목에 자주 걸린다면 제대로 다 삼키지 못한 음식이 목구멍에 쌓여 있는 것일지도 모릅니다.

식사를 다 하는 데 시간이 얼마나 걸리나요? 일반적으로 식사를 시작하고 30분 이상이 지나면 배가 부르면서 피로감도 생깁니다. 지친 기색은 없는데 식사 후반에 사레들림이 있는 사람은 젤리를 통한 번갈아 삼킴(식사 중에 몇 번 젤리를 먹도록 하여 목을 청소하면서 먹는 방법)이나 여러 차례 삼킴(몇 번을 삼키도록 하는 방법)을 통해 목에 남은 음식 덩어리를 식도로 보내줍니다.

원인

대책

- 식사 시간이 1시간 이상 걸린다.
- 체력이 떨어지고, 쉽게 지친다. 호흡하는 데 힘이 든다.

→

30분 이상 지나면 포만감과 피로감이 생긴다. 피로하면 먹는 힘이 떨어진다.

→

- 몸 상태에 따라서는 식사를 단시간에 마치도록 한다.
- 1회 식사량을 줄이고 횟수를 늘린다.

- 몸 상태는 좋고 피로하지 않은데 사레가 든다.
- 목에서 가랑가랑 소리가 난다(가래가 있는 듯한 목소리).

→

삼키는 힘이 떨어져 먹은 음식을 식도까지 보내지 못한다.

→

- 몇 번을 삼키도록 한다 (여러 차례 삼킴).
- 식사 중에 몇 번은 젤리를 먹게 한다(번갈아 삼킴).

돌봄을 받는 분이 사레가 들렸을 때 "얼른 물이나 차를 드시게 해야 해!" 하고 서두르는 분도 있는데, 우선은 사레들림이 괜찮아질 때까지 기다리세요. 어느 정도 진정되고 당사자가 물을 찾는다면 한 모금씩 혹은 한 숟가락씩 천천히 마시게 해 주세요. 목에 걸린 것을 물과 함께 삼키게 하려는 생각은 돌봄을 받는 분의 상태에 따라서 위험할 수도 있거든요.

씹는 힘이 떨어졌을 때의 식사 비법

〈여러 차례 삼킴〉　　　　　　　　　　　　〈번갈아 삼킴〉

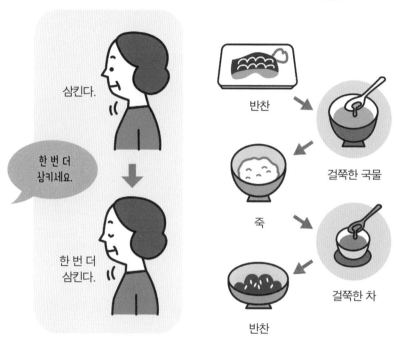

삼킨다.

한 번 더
삼키세요.

한 번 더
삼킨다.

반찬

걸쭉한 국물

죽

걸쭉한 차

반찬

식사 중에 목에서 가랑가랑한 소리가 들리거나 가래가 낀 듯한 목소리가 나면 번갈아 삼킴과 여러 차례 삼킴을 시도해 보도록 하세요. 시도해 본 후에 목소리가 맑아지면 괜찮습니다.

SUMMARY

● 무엇 때문에 사례가 들리는지 확인하자.
● 사례가 들렸다면 바로 물을 마시게 하지 말고 괜찮아지기를 기다리자.

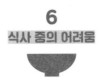

6
식사 중의 어려움

식사를 하면서
음식을 많이 흘려요

음식을 흘리는 원인을 파악하자

음식을 먹다가 흘린다고 해도 어떤 타이밍에 흘리는지에 따라 원인과 대책이 달라집니다. 입에 넣은 음식을 흘리는 것인지, 접시에서 입으로 가져가는 도중에 흘리는 것인지 확인해 보세요.

입 주변 근육(구륜근)이 약해지면 음식을 입 안에 머무르게 하기가 힘들 수 있어요. 입을 사용하지 않아서 근육이 약해지거나, 뇌혈관 질환의 후유증으로 인해 입 주변 근육이 제대로 움직이지 못하는 등 몇 가지 원인이 있는데, 입 주변 근육을 단련할 수 있다면 시도해 보기 바랍니다.

자세가 구부정한 경우

상체가 머리를 지탱하지 못하고 앞으로 많이 구부정해지면 입 안에 넣은 음식이 튀어나오기 쉽습니다. 휠체어 등에 앉아 있을 때 머리를 지탱하지 못하고 뒤로 꺾여서 목이 늘어났거나, 상체가 너무 앞으로 기울어져 있지는 않나요?

처음에는 잘 앉아 있다가도 서서히 자세가 무너져 구부정해지고 음식을 흘린다면 우선은 '몇 분 정도까지 제대로 앉아 있는지' 살펴보세요. 재활 등을 통해 물리 치료사가 개입하는 경우라면 '30분 정도 안정적으로 앉아 있을 수 있는 자세'에 대해 물어봐도 좋고, '당사자가 식사하기 쉬운 자세'에 대해 상의하여 실제로 조정을 받는 방법도 추천합니다.

접시에서 입으로 가져가는 도중에 흘리는 경우

'먹는' 동작에는 음식을 입까지 운반하는 움직임도 포함됩니다. 식사의 어려움이라고 하면 입 주변의 힘이나 삼키는 힘만을 생각하기 쉬운데, 팔의 움직임이 원활하지 못해 음식을 그릇에서 입으로 옮길 때의 동작이 잘 되지 않아 음식을 흘리기도 합니다. 이 경우에는 쿠션 등을 이용해 몸을 지지하여 움직임을 돕거나, 손가락을 제대로 움직이지 못해도 사용하기 쉬운 식사 도구를 사용하게 해 보세요.

이 중에서 하나가 원인인 경우도 있지만, 몇 가지가 중복되어 음식물을 흘릴 수도 있습니다. 또 호흡 상태가 안 좋거나, 전신의 근력이 저하되거나, 재활이나 목욕을 한 후에 피로하여 장시간 앉아 있기가 어려워서일 수도 있어요. 당사자의 컨디션이나 식사 타이밍 등을 포함해 원인

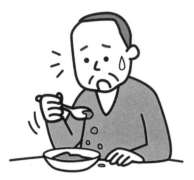

접시에서 입으로 가져갈 때

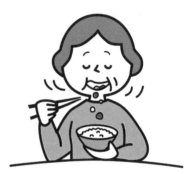

입에 넣을 때

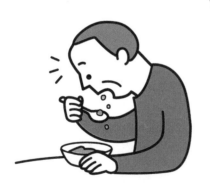

입에 넣고 씹을 때

음식을 흘리는 원인과 대책

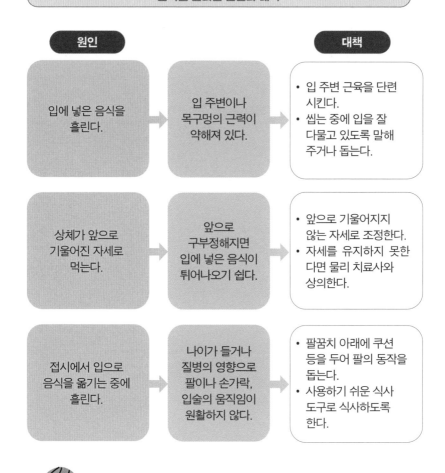

원인

입에 넣은 음식을 흘린다. → 입 주변이나 목구멍의 근력이 약해져 있다. →
- 입 주변 근육을 단련시킨다.
- 씹는 중에 입을 잘 다물고 있도록 말해 주거나 돕는다.

상체가 앞으로 기울어진 자세로 먹는다. → 앞으로 구부정해지면 입에 넣은 음식이 튀어나오기 쉽다. →
- 앞으로 기울어지지 않는 자세로 조정한다.
- 자세를 유지하지 못한다면 물리 치료사와 상의한다.

접시에서 입으로 음식을 옮기는 중에 흘린다. → 나이가 들거나 질병의 영향으로 팔이나 손가락, 입술의 움직임이 원활하지 않다. →
- 팔꿈치 아래에 쿠션 등을 두어 팔의 동작을 돕는다.
- 사용하기 쉬운 식사 도구로 식사하도록 한다.

대책

식사 중에 흘리는 음식이 많은 사람은 보기에는 접시가 비어 있어서 잘 먹은 것 같아도 실제로 먹은 양은 적을 수 있으니, 이 점에도 주의해 주세요.

을 생각해 보고 대응하면 좋겠습니다.

SUMMARY

● 핵심은 '입 주변의 힘', '자세', '팔의 움직임'이다.
● 필요한 식사량을 섭취하지 못한 경우도 주의하자.

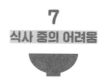

식사를 하다 보면
점차 지친 기색이 보여요

먹다가 지친다

먹는 동작과 호흡은 불가분의 관계에 있습니다. 가령 100m를 전력 질주해서 막 결승점을 통과한 사람에게 "자, 삼각김밥 좀 드세요!" 하고 내밀어도 숨이 차서 먹을 수가 없지요. 즉, 호흡이 안정되어 있지 않으면 먹는 행위는 어렵습니다.

음식물을 꿀꺽 삼키는 순간, 우리는 호흡을 멈추고 있습니다. 멈추는 시간은 0.8초 정도라고 하는데, 식사 중에 100~200번 정도 삼킨다고 보면 0.8초×200회=160초 동안 숨을 멈추는 셈입니다.

건강할 때라면 전혀 문제가 되지 않는 시간이지만, 심장이나 폐 기능이 떨어졌거나 영양 부족으로 기력이 없는 사람에게는 큰 부담이 됩니다. 식사 도중에 숨이 가빠지거나 지친 기색을 보일 수 있을 거예요. 이런 경우에는 가급적 식사 시간을 짧게 하는 편이 좋습니다.

먹는 행위와 호흡은 불가분의 관계

	먹는 행위	호흡
구강 준비기(저작기) · 구강기		
	우물우물	들이마시고 내뱉고
인두기		
	꿀꺽	(호흡 없음)
식도기		
	위로 운반	내뱉고 들이마시고

한 번 식사를 할 때마다 100~200번은 삼키고, 80~160초 동안 숨을 멈추고 있어요.

삼킴과 호흡은 협조하여 작용하는 것이 중요합니다. 그래서 숨이 차거나 호흡이 힘든 사람에게 '식사'는 매우 피로한 활동이며, 음식물을 꿀꺽 삼킨 후에 숨을 들이마시면서 잘못 삼킬 위험도 큽니다.

식사 시간을 줄이는 방법이 있다

돌봄자의 부담이 크지 않다면 식사를 하루 세 번이 아닌, 네다섯 번으로 나누어 먹게 합니다. 이처럼 식사 횟수를 늘리는 대신에 1회 식사량을 줄이면 단시간에 식사를 마칠 수 있습니다.

하지만 식사 전 준비나 식사 중에 도움이 필요해서 횟수를 늘리기가 물리적으로 어렵거나, 당사자가 제대로 깨어 있는 시간이 짧아서 식사를 여러 번 하기 힘든 경우도 있을 거예요. 이때는 영양 보조 식품이나 아이스크림처럼 적은 양으로도 비교적 영양을 섭취할 수 있는 음식을 제공하여 식사량을 줄이고 먹는 시간을 짧게 만드는 방법도 있습니다.

돌봄자의 입장에서는 '차린 음식을 전부 다 먹지 않으면 필요한 영양이 섭취되지 못할까' 하는 생각에 먹었는지 아닌지에만 눈이 가기 쉽지만, 식사 중의 변화도 잘 살펴봐야 해요. 식사 중에 피로를 느끼면 자세가 무너지게 되고 잘못 삼킴이나 질식 등의 위험도 커집니다. 남기지 않고 먹는 것보다 안전하게 먹는 것이 더 중요할 때도 있어요.

SUMMARY

● 호흡이 안정되지 않으면 먹는 행위는 부담이 크다.
● 1회 식사 시간을 짧게 만드는 방법을 시도해 보자.

8
식사 중의 어려움

먹는 속도가
너무 빠른데 괜찮을까요?

빨리 먹는 것은 위험하다

젊었을 때부터 빨리 먹는 습관을 들인 어르신이 많습니다. 수십 년 동안 이어진 습관을 나이가 들어 바꾸기는 어렵지요. 또 원래는 빨리 먹지 않았는데 치매 등 질병의 영향으로 빨리 먹게 된 분도 있습니다.

음식을 빨리 먹는 것은 잘못 삼킴뿐만 아니라 질식 사고의 원인도 될 수 있어요. 접시째 입에 가져가서 쓸어 담듯이 먹는 사람은 특히 주의해야 합니다.

빨리 먹기를 방지하는 대책으로는 다음의 세 가지가 기본입니다.

① 먹는 시간 늘리기

② 눈앞에 있는 음식량 줄이기

③ 개입하기

빨리 먹는 것을 방지하는 방법

〈식사 개입〉

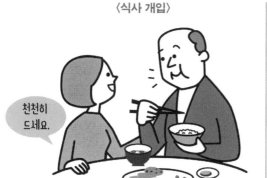

천천히
드세요.

〈식사 시간 늘리기〉

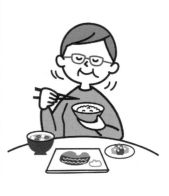

〈눈앞의 음식량 줄이기〉

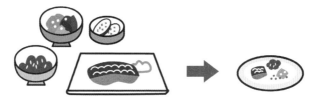

음식을 빨리 먹는 것은 백해무익한 행동입니다. 천천히 맛을 음미하는 식사 습관을 길러 보아요.

❶ 먹는 시간 늘리기

씹어야 하는 음식을 많이 준비하거나, 숟가락이 아닌 젓가락을 사용하게 하는 등 빨리 먹을 수 없는 상황을 만듭니다. 충분히 씹지 않은 채로 삼키거나 젓가락 사용이 뜻대로 되지 않아 그릇을 입에 대고 마시는 등 빨리 먹는 행위를 멈추지 못하는 사람도 있으니, 반드시 식사 모습을 지켜보면서 시도해 보세요.

❷ 눈앞에 있는 음식량 줄이기

접시에 있는 음식을 모두 입에 넣는다면 작은 접시에 나누어서 조금씩 제공합니다. 나누어서 준 음식을 다 먹은 후에 다시 주는 방식을 취하면 식사 속도를 조절하기가 수월해요.

❸ 개입하기

돌보는 사람이 식사 속도를 조절할 수 있는 방법인데, 스스로 먹을 수 있는 사람에게까지 모두 개입하라는 것은 아닙니다. 우선은 "천천히 드세요" 하고 말해 주세요. 그런데도 계속 식사 속도가 떨어지지 않는다면 식사 중반 정도부터 개입하여 속도를 조절합니다.

SUMMARY

- 빨리 먹는 것은 백해무익하다.
- 먹는 속도를 조절할 수 있도록 하자.

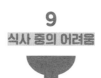

9
식사 중의 어려움

삼킴 장애라는 말을 듣고,
걸쭉하게 만들어서 드려요

물도 조심해야 한다

식사 도중에 음식을 잘 삼키지 못했을 때 물이나 차를 마시게 해서 넘어
가게끔 하는 광경을 자주 보는데, 사실 음식 중에서 가장 위험한 것이 바
로 '물'입니다. 물은 무척 빨리 흘러 들어가고 흩어지기 쉬워서 꿀꺽 하
고 삼킴 반사가 늦는 사람은 잘못 삼키기 쉽습니다.

걸쭉한 물도 단계가 있다

모두 걸쭉하게 만든다고 좋은 건 아니에요. 잠시 상상해 보세요. 진한 콘
수프와 물이 있다고 해 봅시다.

A 씨는 꿀꺽 삼키는 목구멍의 동작은 원활한데 혀가 제대로 움직이지
않아서 목구멍 안쪽으로 음식을 옮기는 것이 어려운 상태입니다. 이 경

우에 걸쭉한 콘수프보다는 맑은 물이 더 삼키기에 수월할 것 같지요.

반면에 B 씨는 혀는 문제없이 움직이는데 목구멍에서 삼키는 반사가 잘 일어나지 않습니다. 이 경우에는 천천히 목구멍으로 흘러 들어가서 반사가 일어날 때까지 목구멍에 머물러주는 콘수프가 더 삼키기 쉽겠지요.

즉, 당사자의 어느 부분의 동작이 어려운가에 따라 수분을 걸쭉하게 만드는 것이 좋은지 아닌지도 달라집니다.

물을 마실 때 사례가 잘 드는 사람이라면 일반적으로 살짝 걸쭉하게 만들면 목에 덜 걸릴 것 같습니다. 우선은 걸쭉한 정도를 약하게 시작해서 당사자에게 맞는 단계를 찾아보세요. 상점에서 파는 증점제를 사용할 때는 설명서에 적힌 가장 약한 단계로 시도해 보면 됩니다.

걸쭉한 물이 싫다면 빨대를 이용하자

그런데 "물이 마시고 싶다고!", "이렇게 걸쭉한 건 싫다!"라는 분들이 많습니다. 목이 마를 때 시원하게 물을 들이켜고 싶은 마음은 충분히 이해합니다.

걸쭉한 물을 마시기가 정 싫다는 분에게는 앞에서 말했듯이 숟가락이나 빨대를 이용해 한 모금씩 마시게 해 보세요. 목에 걸리지 않고 마시는 방법을 시도해 보면서 당사자와 맞는 방안을 찾아야 합니다. 그렇게 해도 물이 목에 걸린다면 가급적 걸쭉한 정도가 덜하도록 만들거나, 걸쭉하지만 상큼한 맛의 음료를 드시게 하면 좋습니다.

걸쭉한 정도	+	+ +	+ + +	+ + + +
걸쭉한 느낌	프렌치드레싱	돈가스소스	토마토케첩	마요네즈
사용량 기준 물·차 100ml 당	← → 1g	← → 2g		← → 3g

제대로 삼키지 못하는 원인이 목에 있는지, 혀의 움직임에 있는지,
혹은 전체적인 문제인지에 대해서는 전문가와 확인해 주세요.

SUMMARY

● 삼키는 힘이 약해진 사람에게 '물'은 위험하다.
● 걸쭉한 음식을 싫어하는 사람에게는 한 모금씩 마시게 하는 방법으로 대응한다.

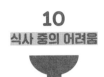

10
식사 중의 어려움

식사량이 적어서
걱정이에요

사흘 동안의 전체적인 식사량을 고려하자

건강하던 시기에 비해 식사량이 줄어들면 걱정스럽지요. 하지만 활동량
이 적어지면 배가 고프지 않을 때도 있습니다.

'기껏 만들었는데 드시지 않는다', '이렇게 조금만 드셔서 어떻게 하
지' 하고 불안해지기도 하겠지만, 우선은 '그날', '그 한 끼'만을 생각하
지 말고, 사흘 동안 전체적으로 먹은 양으로 판단합시다. 다양한 음식을
먹지 못했더라도 달콤한 간식 정도를 먹었다면 괜찮습니다.

정기적으로 체중을 체크하자

가능하다면 일주일에 한 번은 체중을 재고 몸무게가 3kg 이상 줄어들었
다면 식단을 재검토해 보세요. 영양 보조 식품을 이용하거나 간식을 늘

식사량에 대한 생각 예시

	식욕이 왕성해서 간식도 먹었다.	자는 시간이 많아서 식사 타이밍이 맞지 않았다.	점심에는 배가 고프지 않아서 커피와 과일만 먹었다.
	1일	**2일**	**3일**
1회차	죽, 된장국	국수	죽, 달걀프라이
2회차	군고구마	스포츠 음료	캔 커피, 과일
3회차	죽, 탕		죽, 된장국, 생선구이
4회차	주먹밥, 과일		

대략 사흘 동안에 어느 정도의 양을 섭취했다면 괜찮다!

사례

인생의 종착점을 앞두고 '마지막은 집에서 맞이하고 싶다'며 퇴원을 한 분이 계셨습니다. 식사는 거의 하지 않고, 가족들 말씀으로는 '아이스크림은 조금 드시지만 식사량이 너무 적어서 걱정'이라고 했지요. 아침 식사 대신에 아이스크림을 먹는 것이 말이 되냐며 거부감을 느끼는 분도 계실지 모르겠네요. 하지만 많은 음식을 받아들이지 못하는 상황이라면 당사자가 먹을 수 있는 건 뭐든지 먹어도 됩니다. "아침 식사로 아이스크림을 드셔도 아무런 문제가 없습니다" 하고 말씀을 드리니 가족들도 안심하셨어요. 돌아가실 날이 가까워지면 '영양을 섭취하지 못하신다'고 고민하기보다는 먹고 싶어 하는 음식을 조금이라도 드시게 하는 것이 본인과 가족이 행복해지는 길이 아닐까 싶네요.

리는 것도 좋겠지요.

서서히 먹지 못하게 되면서 계속 체중이 감소하는 경우도 있습니다. 반면에 얼마간 먹지 않는 시기가 있었지만 다시 잘 먹는 분도 계세요. 자다 깨기를 반복하면서 식사를 이틀에 한 번꼴로 하시는 분도 있고요. 나이가 들고 거동을 못하게 되면서 활동량이 줄어들면 우리 몸은 에너지 절약 모드로 들어가게 되는데, 그래서 세 끼를 다 챙겨 먹지 않는 분도 꽤 됩니다. 그것이 생명 유지를 위한 자신만의 속도인 셈이지요.

먹는 양이 극단적으로 줄어드는 날수가 지속된다면 의사와 상의해 보세요.

- 몸의 활동량이 줄어들면 식사량도 줄어든다.
- 정기적으로 체중을 측정하고 몸무게가 갑자기 줄어들면 의사에게 상담하자.

매번 식사할 때마다
2시간씩 걸리는데 괜찮은 걸까요?

너무 느리게 먹는 것도 좋지 않다

음식을 먹는 속도는 사람마다 다릅니다. 식사를 도와드릴 때는 기다리는 것도 보조 방법 중 하나지요. 하지만 돌보는 사람도 여러 가지 할 일이 있으니 무작정 기다리지 못할 때도 있습니다.

씹고 삼키는 동작이 느리거나, '먹는 행위'에 집중하지 못하는 등 식사 시간이 길어지는 이유는 다양합니다. 천천히 먹는 것 자체는 좋지만, 필요한 양을 먹지도 못했는데 배가 포만감을 느껴버리기도 해요. 또 앞에서도 이야기했듯이 식사를 하다가 지치기도 하지요. 음식을 빨리 먹는 것도 문제지만, 너무 느리게 먹어도 좋지 않습니다.

죽이 묽어지는 이유

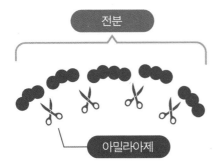

전분

아밀라아제

시간이 지나면 전분의 결합이
아밀라아제에 의해 분해되면서
걸쭉하던 죽이 묽어진다.

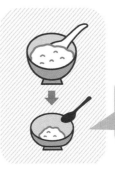

덜어 먹는 숟가락과
먹을 때 사용하는
숟가락을 구분한다.

작은 그릇에 조금씩 덜고,
침이 묻은 숟가락을 죽 그릇에
담아두지 않으면 덜 묽어진다.

식사 중에 숟가락에 묻은 침 때문에 죽이 묽어지면 수분은 다른 그릇으로 옮기고 죽의 형태를 유지하고 있는 부분만 떠먹는 경우가 많아요.

하루 종일 '식사' 때문에 고군분투하노라면 너무 힘이 들지요. 많이 먹지 못했더라도 일단은 식사를 마무리하세요. 생활의 리듬이 있는 편이 건강에 더 좋습니다.

음식물의 형태가 변하는 경우도 있다

식사하는 데 시간이 너무 많이 걸리면 다른 문제도 생깁니다. 가령 죽은 쌀 알갱이 주위에 진한 전분액이 있는데, 시간이 지나면 숟가락에 묻은 침(아밀라아제) 때문에 그 부분이 분해되어 묽어집니다. 이는 밤 가루를 이용해 걸쭉하게 만든 요리도 마찬가지예요.

묽은 수분을 먹으면 목에 걸리기 쉬운 탓에 걸쭉하게 만들었는데 그 목적을 달성하지도 못하게 되는 셈입니다. 죽을 원래의 형태대로 먹기 위해서도 식사 시간은 30분 정도가 적당하고, 길어도 1시간 내에 마치는 것이 좋아요. 죽을 드실 때 그릇에 숟가락을 담가두지 않도록 보조하는 것도 중요합니다.

죽을 덜어 먹을 그릇을 준비하여 조금씩 덜어 먹으면 묽어지는 것을 방지할 수 있어요.

◥◥◥● SUMMARY

● 식사 시간은 30분 정도가 가장 좋고, 길어도 1시간은 넘기지 않아야 한다.
● 시간이 지나면서 형태가 변하는 음식에 주의하자.

질식은 떡만 조심하면 되는 거지요?

질식의 요인이 여러 가지다

질식은 떡뿐만이 아니라 무엇으로도 발생할 수 있어요! 그 요인으로 알약이나 캡슐을 포장한 PTP 시트 이야기를 자주 듣습니다.

도쿄소방청의 보고(2015년~2019년)에 따르면 고령자의 '질식·잘못 마심' 원인 중 1위는 포장(약 포장 등), 2위는 떡, 3위는 육류, 그리고 죽과 밥 등이 뒤를 이었는데 떡 아래로는 거의 건수가 같습니다. 즉, 1월에 떡을 먹을 일이 많은 탓에 구급 수송 인원이 늘어나 떡으로 인한 질식만 주목을 받는데, 그 이외의 것들도 주의해야 한다는 뜻입니다.

질식·잘못 마심으로 구급 수송된 고령자 중 생명의 위험이 높은 증상(중증, 위독, 사망)을 보인 경우가 30%나 된다는 데이터도 있습니다. 빨리 먹거나 한 입에 많이 먹는 사람은 특히 주의합시다.

고령자의 '질식·잘못 마심' 증상 정도별 구급 수송 인원

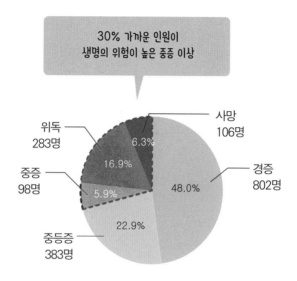

30% 가까운 인원이
생명의 위험이 높은 중증 이상

위독
283명

사망
106명

6.3%

16.9%

중증
98명

5.9%

경증
802명

48.0%

22.9%

중등증
383명

고령자의 '질식·잘못 마심' 원인 상위 10개 제품

① 포장지 · 포장기 (103명)   ⑥ 약 (75명)
② 떡 (78명)   ⑦ 세제 등 (68명)
③ 육류 (77명)   ⑧ 채소, 과일 (66명)
④ 죽류 (76명)   ⑨ 틀니 (63명)
⑤ 밥 (75명)   ⑩ 초밥 (61명)

출처: 도쿄소방청 홈페이지

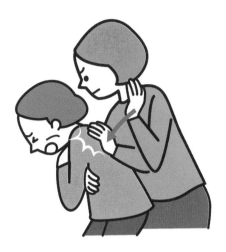

❶ 등 뒤에서 머리와 아래턱을 지지하면서 고개를 숙이도록 한다.

❷ 다른 한쪽 손바닥으로 어깨뼈와 어깨뼈 사이를 세게 네다섯 번 정도
신속하게 두드린다.

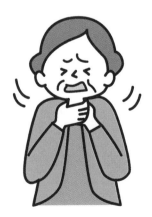

질식 신호

질식시 응급처치

질식 신호(질식으로 인해 호흡이 되지 않을 때의 신호)를 보이거나 몸이 축 늘어져서 이상하다 싶을 때는 주위 사람들을 부르세요. 당사자를 깨웠을 때 반응이 있고 기침을 할 수 있다면 가급적 기침하도록 해 주세요.

기침을 하지 못한다면 머리를 낮추고 턱을 젖힌 후 등을 두드려서 막힌 것을 뱉어내게 합니다. 늘어져서 반응이 없다면 구급차를 불러야 해요. 질식은 '사고'이므로 긴급 대응이 필요합니다.

만일의 사태에 대비해서 응급처치 방법을 배워두면 좋습니다. 순간의 판단과 행동이 목숨을 구하거든요.

---● SUMMARY

- 고령자의 질식은 떡 이외의 요인으로도 발생한다.
- 목에 무언가 걸렸을 때의 응급처치를 익혀두자.

'먹는 힘'의 단계별 조리법

조리 형태		음식 형태	식재료별 조리 형태	
가열	가공		육류	어류
끓이기/찌기 (습열 조리)	믹서	· 보통~많이 걸쭉함 · 푸딩, 젤리, 무스		
	믹서 으깨기 자르기	· 고르고 매끄러움(단, 너무 술술 넘어가지는 않음) · 믹서식, 페이스트식 → 씹지 않고 먹을 수 있음	육류 페이스트	어류 페이스트
		· 매끄럽지 않음 · 부드러운 알갱이가 들어 있음 · 치아가 없어도 먹을 수 있음 → 혀로 으깰 수 있음	동그랑땡처럼 빚어서 굽기 끓이기	생선탕 생선조림 회(부드럽고 기름기가 있는 부위)
		· 형태가 있어 씹어야 하나, 너무 단단하거나 잘 흩어지지 않음 · 숟가락으로 자를 수 있을 정도로 부드러움 → 잇몸으로 으깰 수 있음, 쉽게 씹을 수 있음	동그랑땡처럼 빚어서 굽기 끓이기 소테(지방에 많고 퍼석이지 않는 부위)	회(부드러운 것) 생선조림 생선구이(소테)
볶기 / 끓이기 / 찌기	자르기	· 씹어야 하며 어느 정도는 단단하고 흩어짐 · 씹어서 목으로 넘기기 쉬운 형태로 만들어야 함	소테 빵가루 발라 굽기	생선구이(무니에르)
튀기기 / 볶기 / 끓이기 / 찌기		· 특별히 가공하지 않고 식사에 제한이 없음	소테 튀기기	튀기기

먹기 쉬움 ↑

↓ 일반식

돌봄식을 직접 만드는 경우뿐만 아니라, 레토르트 식품이나 배달 도시락을 이용할 때, 당사자의 '먹는 힘'을 대략적으로 파악하는 데도 유용한 정보입니다.

식재료별 조리 형태				
달걀	**채소류**			**종류**
	과채류 (단호박)	근채류 (무)	엽채류 (청경채)	
달걀찜				
반숙 달걀 포치드 에그	껍질 없음 으깨기 매시	갈기	페이스트	죽
달걀말이 오믈렛 스크램블드에그 달걀국	껍질 없음 : 2~3cm 크기 껍질 있음 : 으깨기	끓이기(뭉근 하게 끓이기)	끓이기(끝부 분만, 뭉근하게 끓이기)	죽 빵죽(빵 가장자리 없음) 푹 삶은 면
	껍질 있음 : 2~3cm 크기	끓이기	데치기 나물	죽, 진밥, 리소토 등 빵죽 삶은 면
달걀프라이	선호하는 조리법으로			진밥, 된밥 빵(프렌치토스트 등) 삶은 면
달걀 볶음				된밥(볶음밥 등) 빵 면

먹기 쉬운 정도는 '씹기'와 '삼키기'가 얼마나 쉬우냐에 따라 달라지며, 식품의 선정법과 조리 방법이 핵심입니다. 이 표는 '먹는 힘'(씹고 삼키는 힘)에 맞춘 조리 형태(가열, 가공)에 대해 정리한 것입니다. 가장 아래 단이 보통의 식사, 위로 갈수록 부드러워서 먹기 쉬운 식사 형태입니다.

잘못 삼킴을 방지하는 식사 개입 포인트

● 사전 확인 및 준비

> • "식사예요", "점심 드세요" 하고 말 걸기
> • 화장실에 가도록 권하기(식사가 중단되는 것을 방지하기 위해)
> • '몸 상태의 변화는 없는지', '깨어 있는지' 등을 확인
> • 구강 상태나 틀니 확인(가급적이면 가글을 하도록 한다)
> • 식탁에 앉으면 자세가 90도가 되도록 바로잡기

● 반드시 옆에 앉아서 식사를 돕는다.

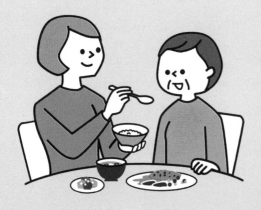

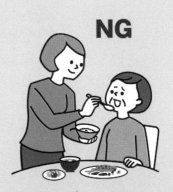

서서 식사를 도우면 먹는 사람의 턱이 올라가게 되어 잘못 삼킴의 위험이 커져요!

● 삼킨 것을 확인한 후에
다음의 한 입을 먹게 한다.

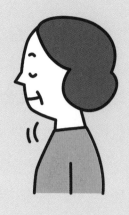

● 깨어 있는 상태에서 먹게 한다.
졸려 할 때는 식사를 미룬다.

ZZZ...

ZZZ...

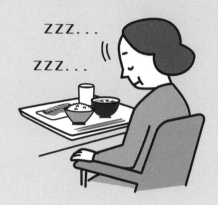

● 숟가락을 똑바로 넣고 뺀다.

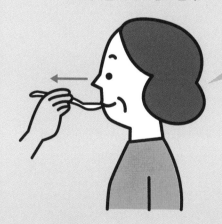

숟가락을 위쪽으로 잡아당기면 턱도 같이 위로 올라가서 잘못 삼킴의 위험이 있어요!

식후에 바로 누우면 먹은 음식물이 역류할 위험이 있으니, 30분 정도는 몸을 일으켜 두도록 합니다.

복약을 도울 팁이 있다

"약을 잘 드시게 하는 비결이 있을까요?" 자주 받는 질문 중 하나입니다. 알약이나 가루약 등 매일 여러 종류의 약을 드시는 어르신이 많아요. 식사 시에 도움이 필요한 분은 복약 역시 쉽지 않습니다.

약을 먹는 것에 부담을 느낀다면 정말 필요한 약인지 아닌지 의사에게 확인해 보세요. 불면이나 변비처럼 일시적인 증상으로 인해 처방받은 약을 증상이 나은 후에도 먹고 있는 경우가 있거든요(도중에 담당 의사가 바뀌게 되면 자주 있는 일입니다). 약을 식사에 섞어서 먹는 경우도 있습니다. 예를 들어, 수프 전체에 약을 섞으면 전부 저어줘야 합니다. 먹다가 중간에 식욕이 없어져 다 먹지 못하면 약도 제대로 못 먹게 되니, 수프를 조금만 덜어서 약을 섞어 드시게 하세요.

복약용 젤리를 사용할 때 알약을 젤리에 얹어서 먹으면 입이나 목구멍에 붙어서 삼키지 못할 수 있습니다. 젤리 속에 알약을 넣어서 복용하도록 해 주세요.

CHAPTER 3

자세를 통해 개선하는
식사의 '어려움'

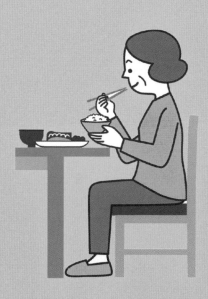

1
먹을 때의 자세

잘못 삼킴이 덜 발생하는
식사법이 있나요?

턱의 위치를 확인한다

응급처치 교육을 받아본 적이 있으신가요? 그때 연습한 인공호흡 방법을 떠올려 보세요. 해 본 적이 없는 분은 의학 드라마에 자주 나오는 응급처치 장면을 떠올리면 됩니다.

인공호흡을 할 때는 우선 천장을 보고 누운 사람의 턱을 위로 들어 올리고 목을 뒤로 젖힙니다. 이렇게 하면 입이나 코에서부터 기도까지의 통로가 일직선이 되면서 공기가 폐로 들어가기 쉬워져요.

'입에서 폐까지 일직선'이라는 건 식사 상황에서 생각하면 매우 위험한 자세입니다. 이것을 앉아서 먹는 경우로 바꿔 생각해 봅시다. 턱이 천장을 향하고 목이 뒤로 젖혀진 자세는 음식물이 폐로 들어가기 쉬워서 잘못 삼킴의 위험이 큽니다. 컵으로 물을 마실 때 자기도 모르게 위를 보

94

잘못 삼킴이 덜 발생하는 목의 각도

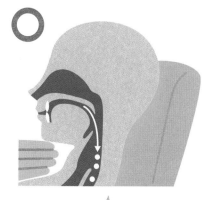

⭕

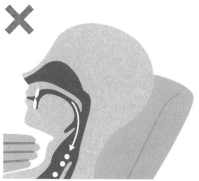

❌

> 턱과 가슴 사이에 손가락 4개가 들어가는 정도가 알맞다.

> 턱과 가슴 사이에 공간이 너무 많으면 턱이 위를 향하여 입에 들어온 음식이 기관으로 들어가기 쉬워지고, 잘못 삼킴이 일어날 위험이 커진다.

사례

병원에서 식사를 돕는 간호사에게도 가급적 앉아서 환자와 눈을 맞추라고 부탁드리고 있습니다. 그렇지만 여러 환자의 식사를 도와야 할 때도 있어 앉아 있을 수 없는 실정이지요.

식사 개입이 필요한 분들의 침대가 이웃해 있어서 간호사가 두 침대 사이에 앉아 양손으로 각각 환자의 식사를 돕는 모습을 본 적이 있습니다. 양손을 사유사재로 사용하며 식사를 돕는 모습은 역시 프로다웠습니다.

고 마시다가 사레가 들리는 경우가 자주 있지요.

'고개를 살짝 숙인 자세'가 제일 좋다

잘못 삼킴이 덜 발생하는 자세는 턱을 살짝 당기고 고개를 조금 숙인 상태입니다. 이는 우리가 평소 식탁에 놓인 그릇을 보면서 식사할 때의 자세와 같아요.

식사 개입을 하는 경우에도 돌봄을 받는 사람의 턱 방향을 의식하세요. 특히 돌보는 사람이 서서 식사를 돕는 것은 피해야 합니다. 높은 위치에서 음식을 건네면 먹는 사람의 턱이 올라가기 때문에 위험해요. 먹는 사람과 같은 눈높이를 유지하도록 앉아서 도와주세요.

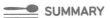 SUMMARY

● 자세에 따라서 먹기가 어려워지기도 쉬워지기도 하다.
● 턱의 위치가 중요하다.

2
먹을 때의 자세

어떤 자세일 때 먹기가 쉬울까?

허리, 무릎, 발목은 90도가 되도록 하자

대부분의 사람이 가장 식사를 하기 쉬운 상태가 바로 '90도 규칙 자세'일 때입니다. 다음의 그림처럼 의자에 앉았을 때 허리, 무릎, 발목이 90도가 되는 자세로 있는 형태입니다.

90도 규칙 자세에서 앞에 놓인 음식이 보일 정도로 턱을 아래로 당기면 음식을 삼키기가 쉽고 식사가 편해집니다. 하지만 고령자 중에는 혀를 거의 움직이지 못하거나, 똑바로 앉으면 금세 지치고, 몸통이 신체를 지탱하지 못해 의자에 앉지 못하는 경우도 있어요. 그럴 때는 식탁에 팔꿈치를 올리고 몸을 지탱하면서 먹거나 60도 정도의 경사를 준 침대 위에서 먹기도 합니다.

팔 한쪽의 무게는 체중의 약 5%로 생각보다 무겁습니다. 그래서 식탁

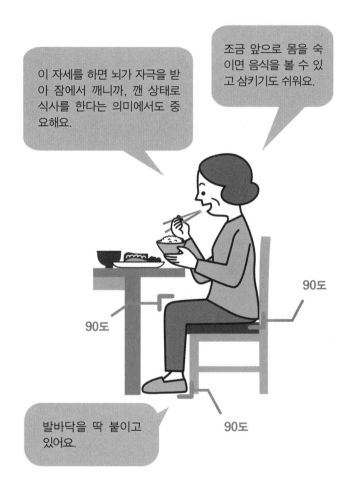

위에 팔꿈치나 팔을 올리면 상반신의 부담이 줄어들어 편해지지요. 또 자연스레 앞으로 기울어지는 자세가 되므로 음식이 눈에 잘 들어오는 효과도 있습니다.

이와 같은 원리로 무릎 위에 큰 쿠션을 끌어안고 앉으면 팔의 무게가 분산되어서 90도 규칙 자세를 취하기가 수월해집니다.

신체가 '안정된 부분'에 얼마나 접해 있는지 확인하자

우리가 안정된 상태로 서고 앉으려면 신체와 바닥(지면), 의자와 앉는 면의 접촉 면적이 얼마나 넓은지가 매우 중요해요. 발바닥이 지면에 제대로 붙어 있지 않거나, 의자의 앉는 면이 좁아서 엉덩이만 겨우 걸치면 접촉 면적이 작아서 자세가 불안정해집니다. 그러면 안정시키기 위해 몸에 불필요한 힘이 들어가거나 다른 안정된 부분을 사용해 지탱하려고 합니다.

특히 전신의 근육량이 줄어들어 제대로 앉을 수 없는 사람은 안정된 부분에 접촉하는 면적이 작을수록 자세가 무너지기 쉽습니다. 또 신체 어딘가에 통증이 있어서 안정된 자세를 취하지 못하는 경우도 있어요. 그럴 때는 아픈 부위나 불안정한 부분을 없애기 위해 쿠션이나 수건을 이용해 가급적 신체와 안정된 부분이 접촉하는 면적을 늘려 주세요.

본인에게 맞는 자세를 찾자

체격이나 등이 굽은 정도에 따라 90도 규칙 자세를 취하기 어려운 사람도 있습니다.

앉는 자세와 접촉 면적의 관계

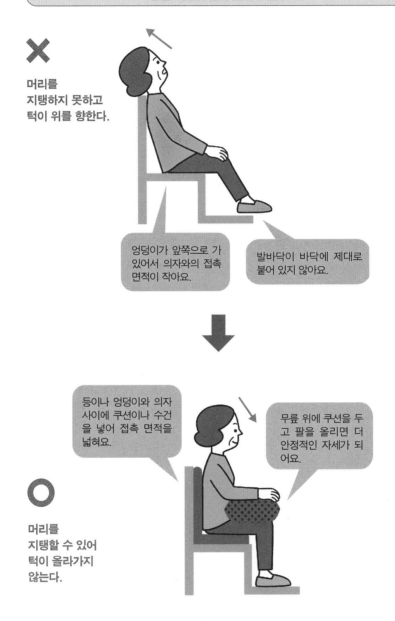

머리를
지탱하지 못하고
턱이 위를 향한다.

엉덩이가 앞쪽으로 가
있어서 의자와의 접촉
면적이 작아요.

발바닥이 바닥에 제대로
붙어 있지 않아요.

등이나 엉덩이와 의자
사이에 쿠션이나 수건
을 넣어 접촉 면적을
넓혀요.

무릎 위에 쿠션을 두
고 팔을 올리면 더
안정적인 자세가 되
어요.

머리를
지탱할 수 있어
턱이 올라가지
않는다.

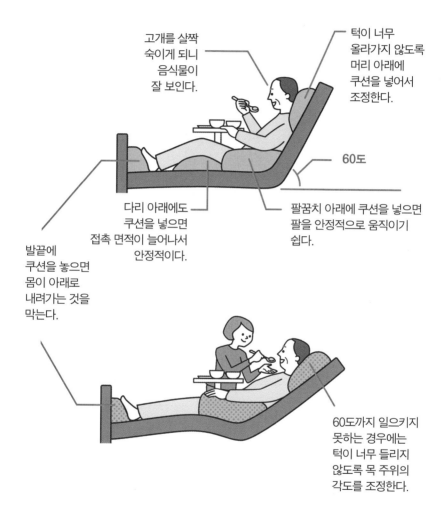

고개를 살짝 숙이게 되니 음식물이 잘 보인다.

턱이 너무 올라가지 않도록 머리 아래에 쿠션을 넣어서 조정한다.

60도

다리 아래에도 쿠션을 넣으면 접촉 면적이 늘어나서 안정적이다.

팔꿈치 아래에 쿠션을 넣으면 팔을 안정적으로 움직이기 쉽다.

발끝에 쿠션을 놓으면 몸이 아래로 내려가는 것을 막는다.

60도까지 일으키지 못하는 경우에는 턱이 너무 들리지 않도록 목 주위의 각도를 조정한다.

101

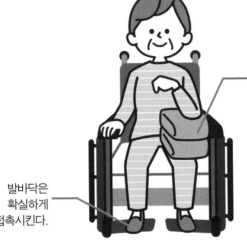

마비가 있는 쪽의
팔꿈치가 팔걸이에
올라가지 못하는 경우에는
팔꿈치 아래에
수건이나 쿠션을 넣어
팔을 지지한다.

발바닥은
확실하게
접촉시킨다.

근력과 체력이 없거나 신체 통증으로 인해 자세를 유지하기 힘든 사람은 식사 중에 서서히 자세가 무너지면서 '위험한 자세'가 되어버리기도 해요. 권장되는 자세가 있어도 그대로 하려니 몸이 아프고 피곤하다면 최소한 '목구멍의 공간 형태와 주위 기관의 위치 관계'만은 의식하여 조정하세요. 어디까지나 안전하게 식사를 하기 위함입니다. 통증이나 피로에 신경을 뺏기면 안 됩니다. 머리와 몸의 위치를 바꾸니 약 80% 환자의 액체 잘못 삼킴이 줄어들었다는 보고도 있어요.

90도에 가까운 자세로 앉으면 쉽게 피로해져서 입에서 음식물을 흘리는 등 식사를 하기가 어려울 수 있습니다. 그럴 때는 침대의 리크라이닝을 조금씩 눕혀서 입에 음식을 넣고 삼키는 과정을 통해 원활해지는 각도를 찾아봅시다. 또한 쿠션이나 수건을 이용해 침대와의 접촉 면적을 넓히고 수건을 원통 모양으로 감아 어깨뼈 부근에서 목뒤 쪽으로 넣어주어 턱이 너무 들리지 않도록 주의합니다.

SUMMARY

- 핵심은 '90도 규칙 자세'와 접촉 면적의 넓이다.
- 신체를 지지하지 못할 때는 수건이나 쿠션을 활용하자.

하이힐과 높은 스툴에
공통된 불안정감

하이힐을 신어 본 적이 있는 사람이라면 알 테지만, 높은 힐의 구두를 신고 걷기란 발끝으로 걷는 것과 다를 바 없어서 익숙해지기 전에는 불안정하게 느껴집니다. 운동화처럼 바닥이 평평한 신발은 발바닥 전체가 지면에 닿아서 안정감은 훨씬 뛰어나지요.

라면 가게의 카운터에서 자주 보는 스툴을 떠올려 보세요. 앉는 위치가 높고 등받이도 없어요. 그런 스툴에 앉으면 발이 바닥에 닿지 않아 흔들리며 불안정함을 느끼게 됩니다. 그러다 보니 팔꿈치를 카운터에 올린 채 안정시키고는 하지요. 스툴의 발걸이 부분에 발까지 올려두어야 비로소 안정감이 느껴진 경험도 있을 겁니다. 이 모든 것이 지면이나 의자에 신체가 접촉된 부분이 적어서 느끼는 불안정 때문입니다. 이유를 알면 '이래서는 자세가 안정되지 않아', '이 자세로는 밥을 먹기가 힘들겠다' 하고 알 수 있을 거예요.

3
먹을 때의 자세

안전하게 즐기는 식사 환경 만들기

의자와 식탁

의자와 식탁의 이상적인 높이

의자나 식탁의 높이에 따라서도 자세의 안정성이 달라집니다. 발바닥은 지면에 분명히 닿는 편이 좋다고 말씀드렸지요. 그렇다면 의자는 낮을수록 좋을까요?

발바닥을 지면에 확실히 닿게 하려고 의자를 낮추기만 하면 되는 것은 아닙니다. 너무 낮은 의자는 앉았을 때 무릎이 올라와서 배가 압박을 받으므로, 음식을 먹기에 좋은 자세가 아니에요.

골반을 똑바로 세우고 앉는 면에 허벅지 뒤쪽이 딱 붙는 상태로 앉는 것이 중요합니다. 가령 휠체어에 앉아도 '90도 규칙 자세'가 무너지기도 해요. 발걸이에 발을 올리면 무릎의 위치가 너무 올라가서 배를 압박하게 됩니다. 그럴 때는 발걸이를 접은 후 발이 바닥에 직접 닿게 하세요.

식탁의 높이는 가슴보다 조금 아래로 한다.

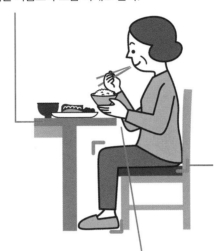

허리, 무릎, 발목이 옆에서
보았을 때 90도가 되도록
한다.

식탁과 몸 사이에는 주먹 하나가 들어갈
정도의 공간이 있으면 적절하다.

사례

방문 진료를 하러 간 돌봄 시설에서 뇌경색 후유증으로 말이 잘 나오지 않고 마비 증상이 있는 환자분을 만났습니다. 그분은 좋아하는 커피 맛 무스 케이크를 먹기 위해 열심히 숟가락으로 떠보지만, 입에 닿기도 전에 자꾸만 그분의 앞치마 위로 케이크 조각이 떨어졌습니다. 이를 몇 번이고 되풀이하는 모습에 시설 직원이 도우려고 했지만, 그분은 "혼자 힘으로 먹고 싶어요!"라며 거절했습니다. 그래서 시설 직원과 상의하여 쿠션과 수건을 이용해 자세를 바로잡고 베개를 세워서 팔꿈치 아래에 끼워드리니 흘리는 양이 훨씬 줄어들었어요! 본인도 직원도 기뻐했지요. 이처럼 팔꿈치 아래에 넣는 쿠션이 큰 활약을 하는 경우가 아주 많습니다.

또 식탁의 높이는 가슴보다 조금 아래 정도가 좋으며, 신체와의 거리는 주먹 하나가 들어가는 정도면 적당합니다. 당사자로부터 식기가 잘 보이는 위치입니다.

숟가락이나 젓가락을 사용할 때는 팔꿈치 위치에 주의하자

평소 우리가 식사를 할 때 젓가락으로 집은 음식을 입까지 옮기는 데 시간이 걸린다고 느끼는 경우는 거의 없을 거예요. 하지만 돌봄의 현장에서는 본인이 젓가락으로 집은 음식을 입까지는 잘 가져갔는데 넣으려는 순간 떨어뜨리고, 팔꿈치가 잘 굽혀지지 않아서 입에 넣지 못하는 상황도 드물지 않게 발생합니다.

식기를 사용하는 것이 힘들어 보인다면 숟가락을 쥐는 손의 팔꿈치 아래에 쿠션이나 베개를 넣어서 지지해 주세요. 팔꿈치 위치가 안정되면 팔째로 들어 올릴 필요가 없어지고, 팔꿈치부터 좌우 팔을 움직이면 되니 식사가 한결 편해집니다. 다만 어깨가 올라갈 만큼 팔꿈치를 높이지 않도록 주의합시다.

SUMMARY

- 너무 낮은 의자는 좋지 않다.
- 팔의 힘이 떨어진 사람은 '팔꿈치'를 안정시켜야 한다.

4
먹을 때의 자세

알맞은 도구로 건강한 식사 환경 만들기

식사 도구 고르기

가능하다면 젓가락을 사용하게끔 하자

나이가 들거나 질병으로 인해 식사 도구를 사용하기가 어려워지면 여러 가지 궁리를 하게 되지요.

젓가락을 사용할 수 있다면 젓가락으로 식사를 하는 것이 좋겠지요. 젓가락은 한 번에 집는 양이 그리 많지 않고, 팔꿈치의 상하 움직임도 비교적 적어서 안전합니다. 특히 빨리 먹는 경향이 있는 사람은 숟가락보다는 한 입에 들어가는 양이 적은 젓가락을 사용하는 게 좋아요. 숟가락으로 가득 퍼서 입에 밀어 넣으면 위험하거든요.

마비가 있거나 손동작이 원활하지 않아서 젓가락으로는 음식을 잘 집지 못한다면 스프링이 달린 재활 목적의 젓가락이나 숟가락, 포크를 사용합시다.

숟가락은 깊이에 주의해야 한다

숟가락을 사용할 때는 깊이에 주의하세요. 카레용 숟가락처럼 볼록한 부분이 깊은 것은 한 번에 뜨는 양이 너무 많습니다. 입술을 사용해 숟가락에서 음식을 떼어 먹을 때도 볼 부분이 깊으면 입술의 힘이 더 많이 들고, 사람에 따라서는 먹기가 힘들 수도 있습니다. 카레용 숟가락보다 볼 부분이 얕고 작은 숟가락이 이상적입니다.

식사 도구를 잘 쥐지 못할 때는?

숟가락은 펜을 쥘 때의 손가락 모양(펜 그립)으로 잡는 것이 좋다고 해요. 자루 부분을 꽉 쥐면 어깨 관절로 숟가락의 음식을 뜨는 면을 조절해야 하기 때문이지요.

손가락이 잘 움직이지 않거나 힘을 주지 못해서 가느다란 숟가락을 쥐지 못하는 분도 계세요. 그런 경우에는 조금 두께가 있는 숟가락을 사용하거나, 수건 또는 손수건을 숟가락 자루 부분에 감은 후 고무줄로 고정시켜 본인에게 맞는 두께로 조정해서 사용해도 되겠지요.

종이컵으로 시도해 보자

컵을 사용해 물이나 차를 마실 때, 삼킴 기능에 문제가 있는 사람은 한 모금씩만 마시기 바랍니다. 오랜 세월의 습관으로 벌컥벌컥 마시면 결과적으로 도중에 사레가 들려요.

목에 잘 걸린다 싶은 분들은 노즈 컷 컵을 이용해 보세요. 컵 테두리가 코에 닿지 않으므로, 얼굴을 위로 들지 않고도 마실 수 있으며 사레들림

〈젓가락〉

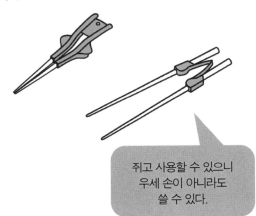

쥐고 사용할 수 있으니
우세 손이 아니라도
쓸 수 있다.

〈컵〉

노즈 컷 타입은
컵의 테두리가 코에 닿지 않아서
살짝 기울이기만 해도
마실 수 있다.

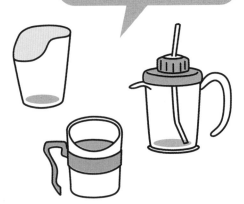

〈숟가락과 포크〉

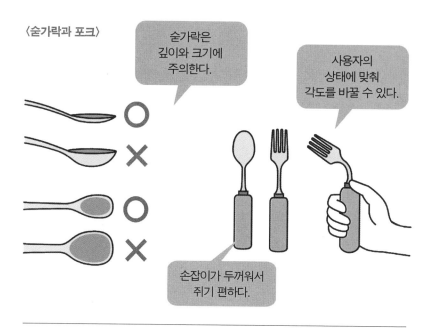

〈접시〉

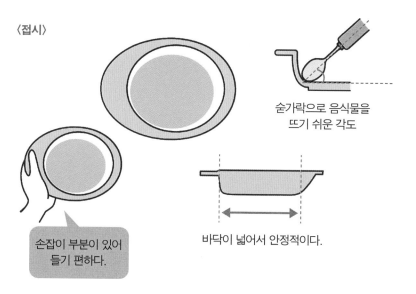

이 해소되기도 합니다.

돌봄 용품으로 판매되고 있지만, 종이컵을 가위로 잘라서 만들 수도 있어요. 우선 종이컵으로 시도해서 그 효과를 확인해 보아도 좋겠습니다.

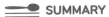 SUMMARY

- 젓가락으로 먹으면 빨리 먹기 방지에도 효과적이다.
- 숟가락은 깊이가 얕고 작은 것이 좋다.

5
전문가 상담

먹을 때의 어려움에 대해서는
재활 전문가에게 물어보자

재활 전문가와 상의할 수 있다

요양 보험 서비스에는 치료사가 집으로 와서 재활을 돕는 방문 재활이 있어요.

이와 관련된 전문가로는 듣기, 말하기, 먹기를 돕는 언어 치료사(speech therapist: ST), 앉고 서는 기본 동작이나 보행 연습을 돕는 물리 치료사(physical therapist: PT), 옷 갈아입기와 목욕 등의 일상생활 동작이나 기능 회복을 돕는 작업 치료사(occupational therapist: OT) 등이 있습니다.

'먹기'와 관련된 고민에 대해서도 각자 전문가의 입장에서 답해줄 거예요.

전문가와 상의하세요

언어 치료사

▶ **무슨 일을 할까?** 청력이나 음성 기능, 언어 기능에 대한 검사와 훈련, 섭식과 삼킴 장애 문제에도 대응한다.
▶ **무엇을 상담할 수 있을까?**
  • 우물우물 무엇을 말하는지 알아듣기가 어렵다.
  • 식사 중에 음식물이 목에 자주 걸린다.

물리 치료사

▶ **무슨 일을 할까?** 운동치료나 물리 치료를 통해 일상생활의 기본 동작을 개선시키고, 복지 용구 선정, 환경 조정(재택 리폼 등)도 진행한다.
▶ **무엇을 상담할 수 있을까?**
  • 화장실까지 어떻게 데려가야 할지 모르겠다(이동 개입).
  • 휠체어에 앉아 있으면 금세 미끄러질 것 같다.
  • 기능을 유지시키기 위한 훈련법을 알고 싶다.

작업 치료사

▶ **무슨 일을 할까?** 여러 기능의 회복과 유지를 촉진시키는 다양한 작업 활동(수예 또는 공작 만들기 등)을 통해 치료, 지도, 지원을 한다.
▶ **무엇을 상담할 수 있을까?**
  • 젓가락을 잘 사용하지 못한다.
  • 옷을 갈아입기 힘들어한다.
  • 당사자에게 맞는 식사 도구를 알고 싶다.

'약은 약사에게'라는 말이 있지요. 방문 재활 서비스나 주간 보호 서비스를 제공하는 사무소에서 이러한 전문가와 만날 기회가 있다면 사소한 궁금증에 대해서 물어보세요. 전혀 몰랐던 사실이나 정보를 얻게 될 수도 있습니다.

상담이 필요한 때가 있다

'말을 하는데도 무슨 이야기인지 잘 알아듣기 힘들다', '먹을 때 자주 사레가 든다' 같은 경우에는 언어 치료사와 상의해 보세요. 분명하게 말을 내뱉거나 무언가를 삼키는 힘을 유지하기 위한 재활, 당사자의 상태에 맞는 식사 형태 등에 대해서 조언을 해 줄 수 있을 겁니다.

'화장실까지 어떻게 데려가면 될까?', '당사자에게 어떤 자세가 가장 편할지 모르겠다', '휠체어에서 넘어져 떨어질 것만 같다'라는 고민이 있을 때는 물리 치료사와 상의하면 됩니다. 침대에서 일으키기, 서기, 앉기, 걷기, 회전하기 등의 동작을 하는 방법, 휠체어에 바르게 앉는 방법 등을 알려주거나 재활을 도와줄 거예요. 식사 중의 자세에 관해서도 물리 치료사와 상의하면 됩니다.

'젓가락 사용이 원활하지 못하다', '옷을 잘 갈아입지 못한다' 같은 경우에는 작업 치료사와 이야기해 보기를 권합니다. 식사 도구를 사용하기 위한 재활을 하거나, 당사자에게 적합한 식사 도구를 고르는 법, 일상적인 동작의 재활에 대해 조언해 줄 수 있습니다.

SUMMARY

- ● 일상 동작과 기능 회복에 관한 고민은 전문가와 상담하자.
- ● 안전하게 먹기 위한 자세에 대해 조언을 구하자.

KEY POINT 5

재활 치료사는
든든한 내 편이다

저는 시간이 날 때면 재활실을 살펴보고는 합니다. 그곳에서는 병실에서와는 또 다른 환자의 놀라운 모습을 많이 볼 수 있기 때문이지요. 예컨대 병실 침대에서는 누워만 지내다가 최선을 다해 재활실의 평행봉에 매달려 걷는 모습을 보면 딴 사람처럼 보이기도 합니다.

재활 전문가와도 여러 가지 상담을 합니다. 물리 치료사와는 보행이 가능해진 환자가 걷는 모습을 보면서 "이 정도 움직이기 시작했으니 식사 영양소도 더 많이 필요하겠네요" 하면서 식단 변경을 검토합니다. 작업 치료사와는 환자가 그림을 그리거나 젓가락으로 작은 물건을 집는 연습을 하는 장면에서 "이제 젓가락으로 식사해도 되겠어요. 안 그런가요?" 하고 상의하고, 언어 치료사와는 매일 식사 모습에 대한 정보를 공유하거나 언어에 관해 상의해요. 모든 전문가가 프로의 관점에서 환자의 진정한 능력을 끌어내고자 애쓰니 얼마나 든든한지 모릅니다.

CHAPTER 4

가정에서 현실적인 구강 케어가 어디까지 가능할까?

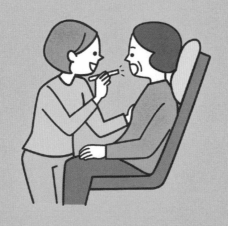

입 안은 어떨까?

치아 개수를 알고 있나요?

여러분은 자신의 치아 개수를 알고 있나요? 성인의 치아는 대개 위아래 14개씩, 총 28개(사랑니까지 포함하면 32개)입니다.

앞니는 주로 음식을 부수고 찢는 역할을 합니다. 송곳니부터 반대쪽 송곳니까지 6개의 치아가 있고, 그보다 더 안쪽으로는 작은어금니와 큰 어금니가 자리하고 있으며 씹고 부수고 갈아주는 역할을 하지요.

위아래의 치아가 서로 맞물려 씹으면서 음식물을 잘게 부수므로, 어느 한곳의 치아가 빠졌거나 충치 때문에 변형되면 제 역할을 하기가 힘듭니다. 그래서 틀니나 보철물을 통해 치아를 재현시키고 씹을 수 있는 상태로 만드는 것이지요.

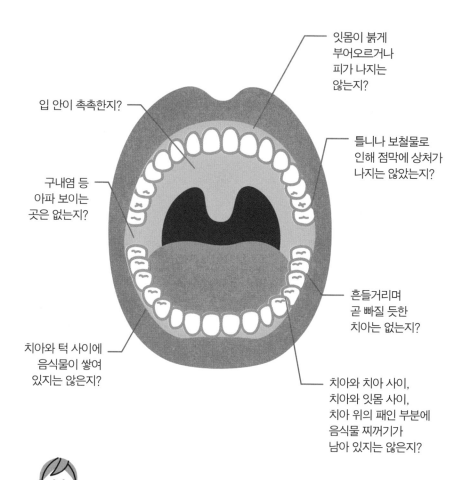

잇몸이 붉게 부어오르거나 피가 나지는 않는지?

입 안이 촉촉한지?

틀니나 보철물로 인해 점막에 상처가 나지는 않았는지?

구내염 등 아파 보이는 곳은 없는지?

흔들거리며 곧 빠질 듯한 치아는 없는지?

치아와 턱 사이에 음식물이 쌓여 있지는 않은지?

치아와 치아 사이, 치아와 잇몸 사이, 치아 위의 패인 부분에 음식물 찌꺼기가 남아 있지는 않은지?

나이에 비해 치아가 많이 남아 있는 사람도 있고 치료를 많이 받은 사람도 있어요. 구강 상태는 저마다 다르거든요. 입 안을 찬찬히 들여다볼 기회가 없었을 테니, 케어 방법을 설명하기 전에 입 안의 구조와 기능에 대해 먼저 말씀드리고 싶어요.

입 안의 모든 것이 중요해

우리가 무언가를 먹을 때는 '입 안의 공간'을 만들어 그 안에서 씹어야 해요. 그 공간은 천장이 되는 입천장, 벽이 되는 볼, 출입구 역할을 하는 입술로 둘러싸여 있으며 근육 덩어리인 혀가 상하좌우로 움직이면서 음식물을 역동적으로 이동시키고, 치아가 부수는 것을 도우며, 침을 섞어가며 씹는 활동이 진행됩니다.

예를 들어 어떤 질병으로 인해 입천장의 일부가 사라지면 입 안의 음식물이 코로 들어가버립니다. 혹은 마비로 인해 볼의 근력이 늘어져 있으면 씹는 중에 치아에서 흘러내리려는 음식물을 다시 밀어주지 못해 볼 아랫부분에 쌓이기 쉽습니다. 입술이 제대로 동작하지 못하면 공간을 제대로 막지 못해서 음식물이 입에서 나오기도 해요.

이처럼 입의 구조는 어딘가 하나라도 없어지거나, 제대로 움직이지 못하면 이전까지는 당연하게 해오던 '먹는 행위'가 너무나 어려운 동작으로 바뀌어 버립니다.

어느 곳보다도 민감한 입의 감각

인간의 손끝 감각은 무척이나 예민합니다. 그런데 그와 비슷하거나 더 예민한 감각을 갖춘 곳이 바로 입이라는 사실을 아시나요?

피부 감각의 예민함을 나타내는 지표인 이점간 식별검사로 보았을 때 혀끝이나 입술은 손끝보다도 민감하다고 보고된 바 있습니다. 입 안에 머리카락이 한 가닥만 들어가도 바로 알아차리는 것처럼요.

특히 입 앞쪽의 감각이 민감합니다. 왜냐하면 입에 넣은(혹은 넣으려고 하는) 음식물의 형태, 딱딱함, 매끄러움, 온도, 맛 등을 여기서 느끼고 그 성질에 따라 '먹어도 되는지', '이상한 것은 아닌지'를 판단하기 때문입니다. 먹어도 괜찮겠다 싶으면 침을 분비시켜 씹게 만드는 역할을 하는 거지요.

입 안을 청결하게 관리해서 이렇게 다양한 기능을 유지시키는 것이 건강 수명을 늘리고, 요양 등급을 낮추고, 돌봄자의 부담을 줄이는 길입니다.

'사흘 전에 만든 찌개가 아직 안 상했으려나?' 하고 입에 대보았다가 시큼한 맛에 바로 뱉어버린 경험이 있지 않나요? 상한 음식을 구별해내는 것도 입의 수문장 역할을 하는 기능 덕분입니다.

SUMMARY

- 입 안의 구조는 어느 하나만 빠져도 불편해진다.
- 입은 예민한 감각으로 우리 몸을 지켜준다.

2
치아의 기능

자신의 치아가 없어도
틀니를 하면 된다?

틀니로 불편함 만사 해결?

입 안의 어느 한 부분만이라도 결여되거나 기능이 약해져도 먹고 말할 때 불편을 느끼게 된다는 사실을 잘 이해하셨을 거예요.

'치아가 상하거나 빠지면 보철물을 씌우거나 틀니를 하면 되지'라고 생각할지도 모르겠네요. 그 말도 맞지만, '음식의 맛'이나 '식생활의 안전'은 절반으로 줄어든다고 보시면 됩니다.

예리한 센서 역할을 하는 치근막

치근막은 표면적으로 돋보이는 존재는 아니라서 처음 듣는다는 분도 많으실 거예요. 치근과 치조골(치아가 난 턱의 뼈) 사이를 연결하는 콜라겐 섬유를 말하는데, 치근을 지지하면서 동시에 음식을 씹거나 치아를 꽉 깨

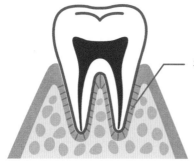

치근막
- 치아에 가해지는 압력을 흡수하는 쿠션
- 씹는 힘을 조절하고 섬유질 등의 식감을 느끼는 센서

물 때의 힘을 흡수하여 압력이 직접적으로 치조골에 전달되는 것을 완화시키는 역할을 하지요. 치근막은 치아나 턱이 다치지 않도록 지켜주는 센서, 보이지 않는 지킴이라고 할 수 있습니다.

치근막은 씹을 때의 압력이나 치아가 흔들리는 정도를 느낍니다. 예를 들어 단단한 비스킷을 먹었을 때의 '바삭'한 식감도 치근막에 전달되어 느껴지는 것이에요.

치아나 치조골이 없어지면 치근막도 사라지는 운명

식감에 따라 맛을 느끼고, 쿠션이나 위험 신호를 알아차리는 치근막은 치아가 소실되거나 치주 질환으로 인해 치조골이 녹아내리면 자리를 잃습니다.

치근막이 사라지면 씹는 힘을 조절하는 센서도 없어지니, 제대로 씹을 수가 없지요. 또 바삭하고 아삭한 식감을 느끼기도 힘들어요. 음식을 씹을 때 느끼는 식감은 '맛'에서 큰 부분을 차지하므로, 먹는 즐거움이 줄어들게 됩니다. 압력을 느끼는 센서는 잇몸에도 있지만, 치근막만큼 섬세하지는 않아서 어쩔 수 없이 식감이 둔해집니다.

씹기 위해서는 치아와 근육이 필요하다

자연 치아든 틀니든 치아만 있으면 먹는 데 문제없는 것은 아니냐고 하실지 모르겠지만 꼭 그렇지만은 않아요. 스키, 테니스, 야구 등 도구를 사용하는 스포츠에서 선수는 도구를 최대한 활용하기 위해 자신의 몸도 단련합니다. 물론 도구를 잘 유지 관리하기 위해서도 애쓰지요.

씹기도 마찬가지여서 치아라는 도구가 있다고 잘 먹을 수 있는 것은 아닙니다. 음식을 넣기 위한 입술(구륜근), 입 안에서 음식을 움직이고 침을 섞어주는 혀(설근), 치아에 올라온 음식이 흘러내리지 않도록 유지시키는 볼(협근), 턱을 움직이는 저작근 등 모두 근육이 움직여야만 비로소 '먹는 행위'가 가능해집니다.

그러니 맛있는 음식을 먹기 위해서는 치아 건강은 물론이고 입 주변의 근력도 유지해야 해요.

음식에 작은 돌이나 생선 가시처럼 단단한 이물이 섞인 줄 모르고 입에 넣고 씹었다가 뱉어내거나 가시를 빼낸 경험이 있지요? 이것은 치근막이 '더 이상 세게 씹으면 치아가 부러지겠다'라고 감지하고 반사적으로 턱을 열도록 지령을 내리기 때문입니다.

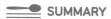 SUMMARY

● 바삭한 과자를 씹으면서 느끼는 식감은 치근막 덕분이다.
● '씹으려면' 치아와 근육이 필요하다.

고령자를 위한 양치질 방법

셀프 케어가 가능한 경우

고령자의 양치질은 어떻게 도울까?

아이가 있는 가정에서는 직접 아이의 치아를 닦아준 적이 있을 거예요. 그런데 '고령자의 양치질'은 어떻게 도우면 될까요? 노년기의 건강 유지를 위해, 요양 등급이 더 높아지지 않도록 하기 위해 입 안을 청결하게 관리하는 것은 중요합니다.

하지만 돌봄자가 구체적으로 무엇을 해야 할지를 잘 모르는 분이 많아요. 고령자의 치아를 닦아드리거나 양치질을 도운 경험이 없으니까요.

여기서는 양치질뿐만 아니라 구강 전체를 청소하는 '구강 케어' 방법에 대해 소개할게요.

케어는 '왜 그렇게 하는가?'라는 목적이 명확하면 효율적으로 진행할 수 있습니다. 그래서 먼저 스스로 케어할 수 있는 고령자의 구강 케어부터 설명할게요. 각 순서를 '돌봄이 필요한 분'을 대상으로 진행할 때는 어떻게 하면 될지 생각하며 읽으면 이해하기 쉬울 거예요.

치아를 깨끗이 닦는 데는 칫솔이 가장 좋다

구강 케어의 기본은 칫솔로 치아를 닦는 것입니다. 칫솔모가 닿는 부분만 깨끗해진다고 보면 됩니다. 자신의 자연 치아 개수가 적고 대부분의 치아가 틀니인 고령자에게 칫솔 대신에 스펀지 브러시를 이용해 치아를 닦아 주기만 하는 분도 적지 않은데, 치아가 하나라도 남아 있다면 칫솔로 닦아 주세요.

치과에서 배운 적이 있을지도 모르겠지만, 양치질의 핵심은 칫솔을 부드럽고 꼼꼼하게 움직이는 거예요. 그리고 '어디를 닦는지' 의식하면서 닦는 것이지요.

음식물은 표면뿐만 아니라 잇몸의 경계 부분이나 치아의 살짝 패인 부분에도 부착되기 쉬우니 그곳을 잘 닦는다는 생각으로 칫솔질을 합니다. '오른쪽 아래 어금니 → 위 앞니 → 왼쪽 아래 어금니 → 왼쪽 위 어금니 → 위 앞니 → 오른쪽 위 어금니', 이렇게 순서대로 이동하면서 꼼꼼히 치아와 잇몸의 경계를 중심으로 양치를 하면 잘 닦을 수 있어요.

치아를 닦은 후에는 혀도 깨끗하게 닦아 주세요. 혀를 닦는 칫솔로 안쪽에서 앞쪽으로 부드럽게 쓸어주면서 표면의 울퉁불퉁한 부분에 끼인 오염물을 제거합니다. 칫솔을 살짝 눕힌 상태로 뒤에서 앞으로 부드럽게 쓸어주어도 됩니다.

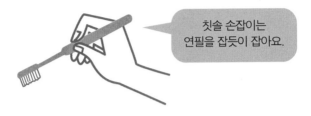

칫솔 손잡이는
연필을 잡듯이 잡아요.

❶ 마비 등으로 인해 칫솔을 잘 쥐지 못하거나 움직이지 못한다면,
전동 칫솔을 이용한다(사용 전 사용 설명서를 꼭 확인하세요).

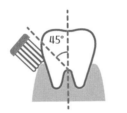

❷ 칫솔은 45도의 각도로 대고 치아 2개 정도를 닦는다는 생각으로
꼼꼼히 움직여 준다.

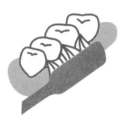

❸ 꼼꼼히 움직여 주면 치아와 치아 사이에
칫솔모가 들어가서 음식물 찌꺼기가 제거된다.

칫솔을 대충 움직이기만 해서는 덜 닦이는 부분이 생깁니다. 지금 어
느 부분을 닦고 있는지 잘 생각하면서 양치질을 하세요. 위아래의 치아
를 한 번에 닦으려고 해서도 안 돼요.

칫솔을 대는 부위에 따라서 구역질이 날 수도 있으니 적절히 조절하세요.

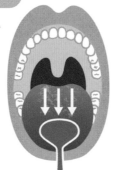

• 혀 케어
혀 클리너나 칫솔을 혀 안쪽에 댄 후 그대로 부드럽게 앞으로 쓸어준다(세게 문지르지 말 것). 칫솔로 혀에 끼인 설태 등을 제거한다.

• 닦는 순서
칫솔질 순서를 정해 닦이지 않는 부분이 없도록 한다. 거울을 보면서 닦으면 칫솔의 위치를 더 정확히 볼 수 있다.

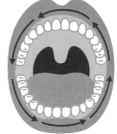

• 치실
칫솔로 닦은 후에 치실이나 치간 칫솔을 사용하면 치아와 치아 사이에 끼인 음식물 찌꺼기를 제거할 수 있다.

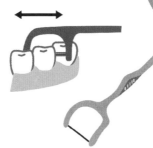

아이가 흙투성이로 뒤덮인 신발을 신고 귀가해서 현관이 흙과 모래로 지저분해질 때, 신발을 물로 헹구거나 부드러운 스펀지로 닦기만 해서는 때가 잘 제거되지 않아요. 솔로 꼼꼼히 닦아내고 물로 헹구어야 제대로 씻기지요. 양치질도 마찬가지랍니다. 단단한 치아는 칫솔로 문질러서 기계적으로 씻어주지 않으면 오염물이 잘 제거되지 않아요.

 SUMMARY

● **치아는 칫솔로 문지르지 않으면 오염물을 제거하지 못한다.**
● **'어디를 닦고 있는지'를 의식하면서 닦아야 한다.**

4
구강 케어

깨끗하고 안전한 구강 케어 방법

요양 등급이 높은 경우

신속하고 안전하게 케어하자

혼자 세면대에 서서 양치질을 할 수 없는 분은 대개 침대 위에서 케어를 하게 됩니다. 하지만 우리가 누워서 양치질을 하는 일이 없듯이, 침대에서 하는 구강 케어가 일반적인 상황은 아니므로 신속하고 안전하게 실시하는 방법과 아이디어가 요구됩니다.

케어하는 사람과 받는 사람의 상황에 맞춰 필요한 도구를 준비하세요. 예컨대 침대 위에 앉아서 스스로 양치를 할 수 있다면 세면기나 통을 준비해서 가글을 할 수 있는 환경을 만드는 거예요. 상체를 일으키고 식사를 할 때처럼 쿠션을 사용해 몸을 안정시켜 주세요.

혼자 양치질을 하기가 어려운 분에게는 케어하는 사람이 입 안을 잘 들여다볼 수 있고, 케어 도중에 입 안의 물을 삼키지 않을 만한 자세를 취하게 합니다. 똑바로 정면을 향한 상태에서 침대를 30도 이상 올리고 목의 각도를 살짝 숙여줍니다. 이렇게 하면 케어 중에 입 안의 물이 목구멍으로 흘러 들어가는 일을 방지할 수 있어요.

환해야 입 안을 확인하기 수월하니 작은 손전등으로 비춰 보면 좋겠지요.

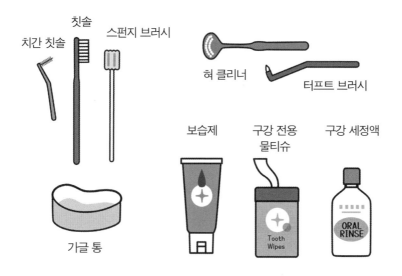

준비 도구

치간 칫솔
칫솔
스펀지 브러시
혀 클리너
터프트 브러시

보습제
구강 전용 물티슈
구강 세정액

가글 통

Tooth Wipes

ORAL RINSE

혀 클리너나 터프트 브러시는 편리하지만, 칫솔이나 치간 칫솔이 있다면 꼭 필요하지는 않아요. 가글 통은 휘어진 세면기 같은 것으로 가글물을 뱉어낼 때 사용하는 도구입니다. 손잡이가 잡기 쉽게 디자인된 것도 있어요.

케어 전에 하는 구강 점검

케어를 시작할 때는 "지금부터 양치질합니다", "입 안을 깨끗하게 청소해 볼까요?" 하고 말하면서 자세를 천천히 일으킵니다. 이때 당사자의 모습을 살피면서 '잠에서 깨어 있는지', '스스로 입을 벌릴 수 있는지' 등의 신체 반응을 확인하세요.

자세를 갖추고 바로 칫솔질을 하는 것이 아니라, 우선은 입 안을 관찰합니다. 어느 부분에 음식물이 많이 끼었는지, 틀니에 부딪혀서 아픈 곳은 없는지 확인하면 효율적으로 케어할 수 있거든요.

매번 입 안을 꼼꼼히 보기가 어려울 수 있으니 하루 한 번 살펴본다고 생각하고, 양치질뿐만 아니라 입 안에 다른 변화는 없는지 확인해 두면 안심할 수 있습니다. 습관이 되면 '어제는 괜찮았는데 오늘은 여기가 부었네' 하고 변화를 알아차리기 쉬우며, 먹는 양이 줄어든 원인을 생각하거나 치과 의사에게 진료를 받을 때 유익한 정보가 됩니다.

점막도 케어하여 건조해지는 것을 예방하자

입 안을 확인했다면 물이나 보습제를 이용해 점막을 전체적으로 촉촉하게 만들어 줍니다. 구강 케어라고 하면 칫솔질만 생각하기 쉽지만, 잇몸이나 혀, 볼 안쪽의 점막 케어도 중요해요.

입이 마르거나 입을 벌린 채 자서 건조한 오염물이 붙어 있으면 우선은 보습제를 이용해 입 안을 마사지하세요. 잇몸은 검지로 빙글빙글 원을 그리듯이 입 안쪽에서 바깥쪽으로, 볼도 바깥쪽을 크게 부풀리듯이 손가락을 위아래로 움직이며 마사지합니다.

부드럽게 마사지를 하면 침이 분비되어 입 안이 촉촉해집니다. 고인 침을 닦으면서 스펀지 브러시나 구강 전용 물티슈, 가제 수건 등으로 점막의 오염물을 제거합니다.

입 안 오물의 제거가 케어의 핵심이다

자연 치아가 남아 있는 분은 칫솔을 사용해 양치질합니다.

칫솔과 스펀지 브러시로 음식물 찌꺼기나 치석 등을 닦아내면 덩어리져 있던 세균이 입 전체로 흩어집니다. 이 상태로는 침이나 음식에 세균이 가득 섞여서 삼켰을 때 흡인성 폐렴의 원인이 되기도 해요.

오염물을 잘 모아서 몸 밖으로 내보내야 합니다. 그래서 우리가 양치질을 마무리할 때 입 안을 헹구는 거예요. 당사자가 할 수 있다면 가글을 하고 뱉어내게 하세요.

가글을 하기 어려운 경우에는 물기를 짜낸 스펀지 브러시나 구강 전용 물티슈 등을 이용해 입 안을 닦아냅니다. 입 안쪽에서 바깥쪽으로 쓸어내듯이 닦아주면 케어는 끝납니다.

그리고 손가락을 혀 위나 입 안에 넣으면 반사적으로 물릴 수도 있습니다. 스펀지 브러시나 칫솔에 구강 전용 물티슈나 가제 수건을 감아서 닦아내면 케어하는 사람도 다치지 않을 수 있어요.

133

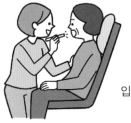

가장 먼저 구강 상태를 점검

더러운 물을 삼키지 않도록 목의 각도에 주의하세요.

입 안은 어두우므로 펜라이트 등을 사용하면 관찰하기 쉽다.

가끔 전혀 씹지 못한 육류나 채소를 입 안에서 발견하고 놀랄 때도 있어요. 돌봄을 받는 분의 입장에서 식사로 나오는 음식이 먹기 수월한 것인지를 확인해 볼 수 있는 포인트입니다.

구강 마사지

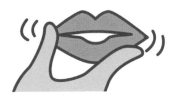

❶ 입술을 가볍게 쥔다.

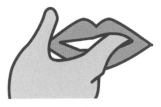

❷ 입에 손가락을 넣어 위쪽 치아를 따라 안쪽까지 들어간다.

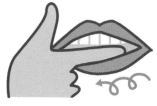

❸ 위아래 잇몸을 손가락으로 원을 그리듯 마사지한다.

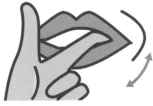

❹ 볼 쪽에 손가락을 대고 위아래로 움직이며 마사지한다.

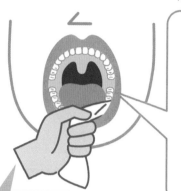

닦아내는 방향은 '안쪽 → 바깥쪽'

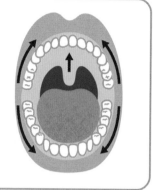

물리지 않도록
주의하세요.

구강 전용 물티슈를 손가락에 감고 입
안을 닦아낸다. 스펀지 브러시(물에 적
신 후 가볍게 짠다)를 사용해도 된다.

치아와 볼 사이를 상하좌우로
닦아내고, 위턱도 안쪽에서 바
깥쪽으로 닦아준다.

할 수 있는 분은 가글 후
뱉어내게 하세요.

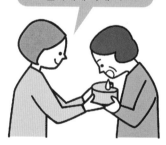

양치질과 혀 케어의 포인트는 자신이 구강 케어를 할 때와 같아요.

135

챕터 1에서도 언급했지만, 구강 세균은 밤에 많이 늘어난다고 해요. 구강 케어를 하루에 한 번만 할 수 있다면 저녁 식사 후나 잠들기 전에 하기를 권합니다.

SUMMARY

- 안전하게 케어할 수 있는 자세를 확보하고 입 안을 확인한다.
- 양치질 전의 보습도 중요하고, 오염물도 확실하게 입 밖으로 내보내자.

가정에서 하는 구강 케어,
다들 어느 정도 하시나요?

구강 케어의 중요성은 잘 알지만 막상 실천하려니 시간적, 기술적, 정신적 장벽이 너무 높다는 분도 계실 거예요. 구강 케어가 얼마나 가능할지는 가족마다 사정이 다릅니다. 초고령의 어머니를 모시던 한 여성은 칫솔로 닦기가 어려워 스펀지 브러시로 매일 케어하고 침이 얼마나 분비되는지 등에 대해 확인하여 알려주었습니다. 가족은 열심히 하려고 해도 당사자가 좀처럼 입을 벌리지 않아 충분히 케어하지 못하는 가정도 있고, 식사와 신체 보조만으로도 벅차서 구강 케어는 어렵다는 노부부 가정도 있어요.

돌봄은 당사자의 자립도와 가정의 사정에 따라 '가능한 것'과 '어려운 것'이 달라요. 물론 구강 케어는 안 하는 것보다는 하는 것이 훨씬 좋습니다. 다만 나름의 준비와 기술도 필요하므로 '반드시 해야 해!' 하고 압박을 느낀다면 오히려 우선순위를 낮추는 선택지도 있습니다. 도우미에게 부탁하거나 치과 방문 진료 서비스를 통해 전문가에게 맡겨도 될 거예요. 각 가정에 맞는 방법을 찾아보세요.

돌봄자가 하는 구강 케어에서
치약은 필수품이 아니다

충치가 잘 안 생긴다, 치아 미백 효과가 있다, 잇몸을 단단하게 해준다 등 치약에는 여러 효능과 목적이 있습니다. 대부분은 입 안을 상쾌하게 하고 치주 질환을 예방하려는 목적으로 골라서 사용합니다. 그런데 요양 등급이 높고 혼자서 양치질을 하기 어려운 분은 거품이 나는 타입의 치약은 사용하지 않는 것이 안전상 나을 때도 있습니다. 입에 넣는 것이니 치약의 안전성은 고려가 되어 있고, 양치질을 하면서 소량을 삼키는 정도라면 걱정할 필요는 없습니다. 하지만 양치질 후에 스스로 입을 헹구고 뱉어내지 못하는 분이라면 이야기가 다릅니다. 앞에서 케어 후에 입을 헹궈내지 못하는 분은 돌봄자가 입 안을 닦아서 오염물을 밖으로 빼내도록 하라고 설명했지요. 치약을 사용한 후에 입에는 거품이 퍼져 있는데, 이를 모으면서 동시에 삼키지 않도록 주의하며 입 밖으로 내보내기란 여간 어려운 일이 아닙니다.

치약은 돌봄자가 구강 케어를 해줄 때 필수품은 아닙니다. 치아는 칫솔로 닦고, 점막은 스펀지 브러시나 구강 전용 물티슈로 닦아서 입 안을 깨끗하게 해 주세요.

5
구강 케어

당사자가 케어를 싫어할 때는
어떻게 해야 할까?

치매는 치아도 악화시킨다

이전에 진료를 위해 방문했던 한 환자분의 이야기입니다. 가족의 말에 따르면 '지금껏 치아에 신경을 많이 쓰고, 한 달에 한 번은 치과 정기 검진을 해서 치석 제거 등을 받았다. 치매가 생긴 지금도 생각이 나면 밤중에도 칫솔을 들고 침대에서 양치를 하신다'고 했어요. 참 잘하고 계신다고 생각하며 이야기를 듣고, 환자의 입 안을 살펴보았습니다. 저는 어떤 일에도 크게 동요하지 않는 편인데, 저도 모르게 소리를 지를 뻔했습니다. 잇몸이 다 붓고 치아에는 치석이 가득했으며 충치가 심한 치아들이 한눈에 보였거든요.

지금껏 오랜 기간 치아를 잘 점검해 왔다는 말씀도 들었고, 치료된 치아를 보니 건강할 때는 관리도 열심히 하고 양치질도 잘했으리라 생각

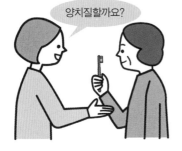

양치질할까요?

❶ 본인의 의사를 존중하면서 양치질을 유도한다. 치매인 사람일지라도, 양치질을 해 왔던 습관 때문에 칫솔을 쥐여주면 그대로 양치질을 시작하기도 한다.

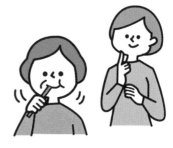

❷ 곁에서 지켜보며 칫솔을 움직이는 법, 닦는 시간 등을 확인한다.

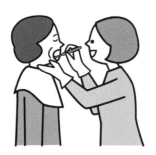

❸ 가능하면 덜 닦인 부분이 없는지 확인하고 양치질 마무리를 돕는다. 매번 이렇게 하기 어렵다면 '취침 전의 케어만'이라도 가능한 범위에서 진행한다.

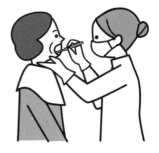

❹ '양치질 마무리를 도울 수가 없다', '본인이 거부한다' 등의 경우에는 치과 진료를 받고 케어를 요청한다.

합니다.

　그런데 치매로 인해 마음과는 달리 걸핏하면 화를 내게 되고, 가족도 입 안을 잘 살피기 힘든 상황이 된 것입니다. 치아를 잘 닦는 습관이 있는 분이라 잘하실 거라 믿고 환자 본인에게 맡겨두었더니, 깨끗했던 치아와 구강 상태가 어느새 악화되어 버린 거지요.

본인의 의사를 존중하면서 마무리 양치를 돕는 것도 방법이다

이분의 예처럼 동작은 '양치질을 하는 것'처럼 보여도 실제로는 '닦이지 않은=오염물이 제거되지 않은' 경우가 무척 많습니다. 스스로 어느 정도의 동작이 가능한 경우에는 본인의 의사를 존중하여 직접 하도록 한 후, 마지막에 잘 닦였는지 확인하고 덜 닦인 부분은 돕는 식으로 마무리를 하면 좋겠어요. '양치질 마무리를 돕기가 어렵다'면 치과 의사와 '현실적인 케어'에 대해 상의해 보세요.

SUMMARY

● 입 안을 건드리면 싫어하는 것은 당연하다.
● 당사자의 의사를 존중하면서 가능한 범위 내에서 케어한다.

6
틀니 관리

틀니는 언제까지 필요한가요?

틀니도 연습이 필요하다?

어느 날 간호사실 앞에 앉아 있는 한 어르신이 마치 사탕이라도 빠는 듯이 입을 오물오물 움직이고 있기에 궁금해서 여쭤보니, 아래 틀니를 혀로 움직이고 있었다고 해요. 이렇게 오랫동안 틀니를 사용하면서 혀를 이용해 빼거나 움직이는 것이 습관이 된 분들이 종종 있습니다.

치아는 먹고 말하고 몸의 균형을 맞추기 위해서도 꼭 필요해요. 어떤 이유로 인해 치아를 소실하면 보통은 틀니 등으로 보완하여 기능을 유지시키지요. 틀니는 자연 치아를 대신하여 입에 넣는 장치이므로 의족이나 의수와 다르지 않아요. 의족을 한 사람이 걷는 연습을 하며 장치를 자신의 신체 일부로 만들어 가듯이, 틀니도 잘 활용할 수 있도록 연습이 필요합니다.

틀니는 무조건적인 것은 아니다

치매가 진행된 사람의 가족으로부터 "치아가 없어서 식사를 못하는 건지도 몰라요. 틀니를 새로 만들어 주세요"라는 이야기를 자주 듣습니다. 하지만 틀니를 만들려면 본인이 스스로 입을 여닫으면서 딱 알맞은 위치에서 씹어주어야 하는 공정을 거쳐야 합니다. 치과 의사가 지시하는 동작을 정확히 수행하지 못하면 본인에게 맞는 틀니를 만들지 못합니다. 어찌어찌 만들어도 틀니를 사용하는 연습은 꼭 필요하므로, 치매가 진행된 사람으로서는 어려움이 따릅니다. 또 익숙하지 않은 틀니로 불편하게 먹으면 오히려 위험할 수도 있어요.

신체가 건강하고 무엇이든 먹을 수 있던 시기에는 틀니가 꼭 필요합니다. 인지 기능이 저하된 후에도 '틀니를 잘 사용할 수 있는' 분이라면 있는 편이 낫지요. 하지만 틀니나 구강에 대한 셀프 케어가 어렵고 본인의 의식 속에서 틀니의 존재 자체가 사라진 분도 계십니다. 게다가 틀니가 잘 맞지 않으면 '치아가 없어도 어쩔 수 없어', '틀니 없이 먹는 것이 더 안심이 돼' 하고 생각이 바뀌기도 합니다.

어? 틀니가 어디로 갔지?

틀니가 눈에 보이지 않아 잘 찾아보니 본인이 삼켰더라는 사고는 흔히 듣는 이야기입니다. 음식물 이외의 것을 잘못 삼키는 경우는 '틀니의 적합도가 나쁘고', '본인의 인지 기능 저하'라는 두 가지 조건이 맞으면 일어나기 쉽습니다.

앞에서 '우선은 입 안을 확인하라'고 썼는데, 이는 '있어야 할 틀니가 입 안에 잘 자리하고 있는지?'를 점검하는 의미도 있습니다.

틀니를 삼켰을 때 틀니가 목구멍에 걸려 있으면 입으로 빼낼 수도 있지만, 배까지 들어갔다면 배변을 통해 나오기를 기다리거나 개복 수술을 하는 수밖에 없습니다. 작은 틀니뿐만 아니라 치아 보철물이나 아래턱의 전체 틀니를 삼킨 경우도 보고된 바가 있습니다. 틀니를 사용한다면 소재를 분명히 확인해 주세요.

틀니를 한 경우에 먹기 힘든 음식

형태	식품 예	먹기 힘든 이유
얇다.	양상추	치아를 사용해 잡기 어렵다.
가늘다.	달걀 볶음	
단단하다.	단단한 과자	씹을 때 힘을 주기 어렵다.
섬유질이 질기다.	청경채 끝부분	치아로 자르기가 어렵다.
미끄럽다.	곤약	치아를 사용해 잡기 어렵다.

전체 틀니의 씹는 효율은 자연 치아의 30% 정도라고 합니다. 틀니가 있으면 무엇이든 먹을 수 있는 것이 아니라, 의족이나 의수처럼 잘 활용하기 위한 연습이 필요합니다.

빼고 잘까? 끼고 잘까?

전체 틀니처럼 입 안에서 차지하는 면적이 큰 치아를 계속 끼고 있는 것은 오랫동안 가죽 신발을 신고 있는 것과 같아요. 신발을 벗고 발가락을 움직여서 해방시키고 싶듯이 틀니를 빼고 점막을 쉬게 해주고 싶지요.

그러니 잘 때는 틀니를 빼고 구강 케어와 더불어 틀니를 손질하여 청결한 상태로 물이나 틀니 세정액에 담가두는 것이 기본입니다. 하지만 밤중에 큰 재해가 발생해서 대피해야 할 때 틀니를 챙기는 것을 깜빡하여 곤란했던 탓에 잘 때도 틀니를 하는 분이 계세요.

틀니를 끼지 않으면 불안하거나, 매일 깨끗하게 씻어서 사용하고 입에 틀니 때문에 생긴 상처가 없는 분이라면 끼고 자도 될 거예요.

그러나 매번 식사 후에 세척하지 않거나, 입 안에 틀니로 인해 생긴 상처가 있거나, 한 개라도 아주 작은 틀니가 있다면 취침 전에는 빼 두세요. 야간에는 구강 세균이 증식하기 쉽고 작은 틀니는 자면서 삼킬 가능성이 있기 때문입니다.

사례

한 시설에서 틀니가 사라진 소동이 있었어요. '휴지에 감싼 채로 실수로 버린 걸까?', '설마 입 안에 있지는 않겠지?' 이렇게 짚이는 곳을 함께 찾아보아도 틀니는 눈에 보이지 않았습니다. 그러다 기력이 없어져 틀니를 찾는 건 둘째 치고 진찰부터 받아야겠다는 생각으로 병원을 찾았어요. 그런데 엑스레이를 찍어 보니 배 속에 떡하니 틀니가 들어 있는 게 아니겠어요? 이 분은 배변을 통해 틀니가 나올 때까지 일정 기간 엑스레이를 찍으며 틀니의 이동을 살펴보았고, 무사히 배출할 수 있었습니다.

틀니 케어하는 방법

〈전체 틀니 빼는 법〉
앞니 부분을 잡고 안쪽을 살짝 들어
서 공기를 넣듯이 하면 잘 빠진다.

〈부분 틀니 빼는 법〉
틀니의 철사 부분을 두 손의 손가락
이나 손톱에 걸어서 빼낸다.

위

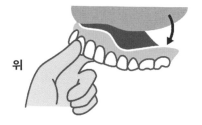

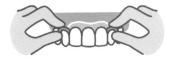

아래

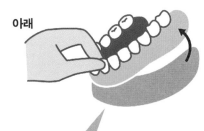

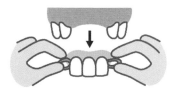

입에 틀니 안정제가 남아 있으
면 구강 전용 물티슈나 가제 수
건으로 닦아 주세요.

〈세척법〉
보통의 양치질과 마찬가지로 칫솔로
닦아준다. 자기 전에는 틀니 세정액
에 담가둔다.

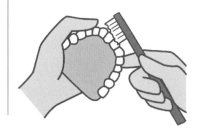

 SUMMARY

● 틀니를 한다고 해서 씹는 문제가 완전히 해결되는 것은 아니다.
● 경우에 따라서는 틀니를 사용하지 않는 선택도 있다.

치아와 케어에 대해 단계별로 생각하기

당사자의 상황에 맞는 케어를 하자

튼튼한 치아가 남아 있는 것도 중요하지만, '남기려면' 유지·관리가 잘 되어야 합니다. 매일 양치질은 물론이고 정기적인 검진이 필요한데, 이 것을 스스로 하지 못하게 된다면 어떨까요?

오랜 세월 고령자와 돌봄이 필요한 분들의 구강 건강을 지켜보며 저 나름대로 생각한 것은 당사자가 어떤 단계에 있느냐에 따라 치아나 틀 니의 존재 의의, 케어에 대한 생각을 바꾸어야 한다는 거예요.

❶ 셀프 케어 가능 시기

스스로 케어할 수 있을 때는 '입으로 먹는 것'이 건강에 미치는 영향을 생각해서도 치아나 틀니가 꼭 필요하다고 할 수 있습니다. 꼭꼭 씹어 먹는 즐거움을 맛보면서 활기차게 사는 것이 제일입니다.

그리고 입 안을 청결하게 유지하고 마사지 등을 통해 침을 분비시켜 건조하지 않게 해주고, 구강 근육 운동을 하여 '먹는 힘'을 유지하면서 건강을 지키는 것이 이상적이지요.

❷ 셀프 케어가 어느 정도는 가능한 시기

양치질을 하거나 틀니를 끼고 빼는 정도는 스스로 할 수 있지만, 치과에 다니는 것은 누군가의 도움이 필요한 시기입니다. 주위에서 얼마나 도울 수 있는지에 따라 다르지만, 일상적인 행동에 도움이 필요한 상황이라면 셀프 케어는 어려운 부분이 있습니다.

건강한 자연 치아도 틀니도 있는 편이 낫다는 점에서는 ❶의 시기와 같아요. 다만, 틀니는 스스로 관리하거나 활용이 어렵다면 아예 돌봄자가 관리하거나, 끼고 뺄 때 도움이 필요합니다.

❸ 돌봄이 시작되고 셀프 케어가 어려운 시기

스스로 양치질 등의 케어가 어려워진 시기입니다. 이 단계가 되면 구강 케어는 돌봄자가 하게 되는데, 당사자가 '입을 벌린다'는 말의 의미를 몰라 입을 벌리지 않거나, 케어 중에 반사적으로 칫솔 등의 도구를 물고 놓지 않는 등의 행동으로 인해 케어가 진행되지 못하기도 합니다.

적절한 케어가 어려우므로 자연 치아가 남아 있어도 치주 질환에 걸리거나 음식물 찌꺼기 등이 달라붙어서 구강 위생이 악화되기도 해요.

틀니도 본인이 식사를 할 때 활용한다면 문제가 안 되지만, 혀로 움직

〈자연 치아와 틀니에 대한 생각〉

❶ 셀프 케어 가능 시기

자연 치아나 틀니가 꼭 필요하다.

☐ 스스로 치과를 예약하고 통원할 수 있다.
☐ 스스로 매일 양치질을 할 수 있다.
☐ 스스로 틀니를 세척하고 관리할 수 있다.
☐ 스스로 틀니를 끼우고 뺄 수 있다.
☐ 식사할 때 틀니를 사용해 먹을 수 있다.

❷ 셀프 케어가 어느 정도 가능한 시기

자연 치아는 있는 편이 좋다.
틀니는 관리와 활용이 가능하다면
필요하다.

☐ 치과에 예약하고 통원하는 데 도움이 필요하다.
☐ 스스로 매일 양치질을 하지만 덜 닦이는 부분도 있고 자력으로는 관리가 충분하지 않다.
☐ 스스로 틀니를 세척하고 관리하지만 충분하지 않아 도움이 필요하다.
☐ 틀니를 끼고 빼는 데 때때로 도움이 필요하다.
☐ 식사할 때 틀니를 사용해 먹을 수 있다.

❸ 셀프 케어가 어려운 시기

자연 치아는 없는 편이 나은 경우도 있다.
틀니는 활용할 수 있다면 필요하다.

☐ 스스로 치과를 예약하고 통원할 수 없다.
☐ 스스로 매일 양치질을 하지 못한다.
☐ 스스로 틀니를 세척하고 관리하지 못한다.
☐ 스스로 틀니를 끼우고 뺄 수 없다.
☐ 틀니는 있지만 식사할 때 빼두거나, 잘 맞지 않아 사용하지 않는다.

체크 표시가 많은 부분이 현재의 단계라고 생각하면 됩니다.

여서 빼거나 식사 중에 빼서 그릇 위에 놓아두는 등 제대로 취급하지 못한다면 사용하지 않도록 제안하기도 합니다.

방문 치과 진료를 생각하는 시기

❶~❸의 시기와 관계없이 틀니의 상태가 안 좋다, 양치질이 잘 되지 않는다, 아무리 해도 입을 벌리지 않는다는 어려움이나 식사하는 데 시간이 오래 걸린다, 음식을 먹으려고 하지 않는다 등의 식사 문제가 생기면 치과 의사와 상의하세요.

스스로 혹은 도움을 받아서 다닐 수 있다면 통원하고, 통원이 어렵다면 방문 진료를 받을 수 있습니다(방문 진료는 통원이 어려운 분이 대상).

요양 보험을 이용할 때는 케어 매니저를 비롯해 방문 의사나 간호사도 개입하는 경우가 많을 거예요. 우선은 케어 매니저에게 상의하여 방문 진료가 가능한 치과를 찾아보세요. 늘 다니던 치과에 방문 진료를 요청할 수 있는지 상의해 봐도 좋겠습니다.

〓● SUMMARY

● 셀프 케어가 어려워지면 생각도 달라져야 한다.
● 식사나 치아 문제가 생기면 치과에서 상담해야 한다.

CHAPTER 5

씹고 삼키는 힘을 키워
병을 예방하자

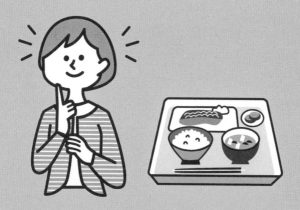

전신의 쇠약은 입에서 시작된다?

프레일과 구강 노쇠

치아가 있다고 해서 맛있게 먹을 수 있는 것은 아니며, 입 주위의 근육도 중요하다는 사실은 앞서 말씀드렸어요.

'프레일'이라는 말을 들어보셨을까요? 노화의 과정에서 '건강한 상태'와 '돌봄이 필요한 상태'의 중간 상태를 뜻하는데, 체중 감소, 피로, 근력 저하, 보행 속도 저하, 신체 활동 저하를 각각 평가해서 판정합니다.

치과 현장에도 입의 기능 쇠약을 의미하는 '구강 노쇠'라는 말이 있어요. 입의 동작이 원활하지 못하면 단단한 음식이나 많이 씹어야 하는 음식이 먹기가 어려워지면서 식사에 제약이 생깁니다. 먹는 동작에 신경을 쓰다 보니 가족이나 친구와의 대화도 즐기기 어렵고, 외식이 두려워지면서 몸을 움직일 기회나 사회 활동이 줄어드는 악순환에 빠질 수도 있습니다.

먹기 수월한 것만 먹는다

고령자를 '잘 씹을 수 있는 그룹'과 '잘 씹지 못하는 그룹'으로 나누어 각자 섭취하는 영양소의 양을 알아본 결과, 단백질, 지방, 철, 비타민A, 비타민C 모두 10% 이상 차이가 보였습니다. 식품은 해조류, 채소, 콩, 어패류, 육류, 견과류의 차이가 컸다고 해요.

어패류나 육류는 씹기 힘든 식품이라서 치아가 약한 사람은 피하는 경향이 있습니다. 대신에 밥이나 빵, 우동 등의 탄수화물은 씹기가 쉬우니 자주 먹습니다. 즉, 치아가 없거나 입이 제대로 기능하지 못하면 먹기 수월한 음식만 찾게 되어 식사의 다양성이 상실됨과 동시에 섭취하는 영양소에도 불균형이 발생하는 것입니다.

예방에 필요한 단백질

나이 드신 분들에게 좋아하는 음식을 물었을 때 '돈가스', '소고기 전골 요리' 등의 육류를 답하는 분은 몸이 단단하고 활기찬 느낌이 많이 듭니다. 실제로 그간의 조사에서 '씹지 못하면' 단백질 섭취량이 저하된다고 알려져 있어요. 입의 기능은 물론이고 신체를 움직이려면 근육이 필요한데, 그 재료가 단백질이니 납득할 만한 결과가 아닐까 싶어요.

'씹는 행위'와 건강의 관계

잘 씹을 수 있는 사람은 잘 씹지 못하는 사람보다

- 단백질, 지방, 철, 비타민A, 비타민C의 섭취량이 많다.
- 해조류, 채소, 콩, 어패류, 육류, 견과류를 더 많이 섭취한다.

잘 씹는다.

영양 섭취 및 식사의
다양성을 유지한다.

구강 건강 &
전신의 건강에 좋다.

최근에는 마트나 편의점에서도 맛있는 반찬을 많이 팝니다. 단백질이 풍부하다고 홍보하는 식품도 있는데 이런 것들을 잘 활용하면 좋습니다.

육류와 생선, 달걀, 유제품, 콩과 콩으로 만든 제품에는 단백질이 풍부하면서 동시에 비타민과 철도 섭취할 수 있으니 나이가 들어도 잘 챙겨 드셔야 합니다. 아침, 점심, 저녁 세 끼에 단백질로 된 반찬은 빠지지 않아야 해요. 그렇다고 꼭 육류나 생선 반찬을 만들어야 한다는 부담은 느끼지 마세요.

요구르트나 달걀, 콩, 견과류 통조림, 생선 통조림 등 손쉽게 준비할 수 있는 식품이 있다면 충분합니다.

⬛⬛● SUMMARY

- 입의 쇠약은 식사의 다양성과 섭취 영양소에도 영향을 준다.
- 고령자에게는 단백질이 필수다.

2 입 주위 운동

먹고 말하는 힘을 유지하는 운동

입 주변 운동도 중요하다

제 지인 중에 아주 활기찬 할머니가 계세요. 그분은 입주한 고령자용 주택에서 레크리에이션 활동으로 '파타카라 운동'을 하고 있다고 하십니다.

'파타카라 운동'은 대표적인 입 주위 운동 중의 하나예요. 이 운동을 식사 전에 하면 입의 동작이 원활해져서 요양 시설에서 활용하는 경우가 많다고 들었습니다. 다만 평소에도 활발하게 수다 시간을 갖는 그분에게는 살짝 지루했던지 "파타카라, 파카카라… 버터카레!" 하고 마음대로 바꿔버린다며 웃는 모습에 저도 함께 웃음을 터뜨렸어요.

'파타카라 운동'은 발성 하나하나에 의미가 있는 운동인 데다 아주 간단해서 설명해 드리고 싶어요.

말하기도 중요한 효과가 있다

입에는 '먹기' 외에도 '말하기'라는 중요한 역할이 있습니다. 먹는 동작은 입술로 음식을 물고 입 안에 공간을 만들어 씹고 삼킬 수 있는 상태가 되면 혀가 목구멍으로 밀어 넣어 삼키게 합니다.

음식을 씹으려면 입술을 잘 다물 수 있어야 해요. 이것이 '파'라고 발음할 때와 입술 모양이 같습니다.

입 안에 공간을 만들 때는 입술을 잘 다물고 혀의 뒷부분이 올라가서 목구멍의 입구를 막아야 하는데, 이는 '카'를 발음할 때와 혀 모양이 같아요.

삼킬 때는 혀끝을 위쪽 앞니 뒤에 딱 붙여 혀를 움직이면서 목구멍으로 보내는데, 이는 '타', '라'의 발음과 동일한 움직임이에요. 음식을 씹을 때 혀를 자유자재로 움직이려고 할 때도 이 동작이 중요합니다.

즉, 네 가지 발성을 통해 '먹기', '말하기' 위한 입 근력 운동을 동시에 할 수 있는 셈이지요.

미소 짓기도 중요한 운동이다

부드럽게 미소를 짓듯이 입꼬리를 살짝 올리고 웃는 모습은 참 멋지지요. 그런데 나이가 들면 입꼬리가 처집니다.

입꼬리가 올라가는 것은 볼 근육에 탄력이 있기 때문이에요. 볼에 탄력이 있으면 음식을 씹을 때 치열 밖으로 흐르는 것도 안쪽으로 밀어올릴 수 있어요.

가령 뇌졸중 등으로 볼 근육을 잘 움직이지 못하는 사람은 '밀어올리

파타카라 운동

❶ ‘파파파파파’, ‘타타타타타’, ‘카카카카카’, ‘라라라라라’ 하고 5회씩 발음한다.
❷ ‘파타카라’를 이어서 5회 발음한다.

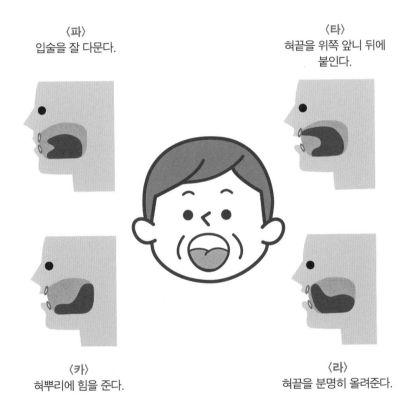

〈파〉
입술을 잘 다문다.

〈타〉
혀끝을 위쪽 앞니 뒤에
붙인다.

〈카〉
혀뿌리에 힘을 준다.

〈라〉
혀끝을 분명히 올려준다.

'이'와 '우'로 미소 짓는 운동

조금 과장된 것 아닌가 싶을 정도로
하면 딱 좋아요.

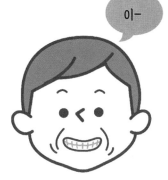

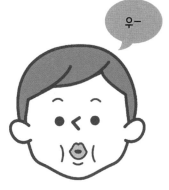

"이-" 하고 소리를 내면서
좌우의 입꼬리를 올린다.

"우-" 하고 소리를 내면서
입을 동그랗게 만든다.

는' 동작이 어려워서 치열과 볼 사이에 음식이 많이 끼이기도 합니다.

"이-"하고 소리 내면서 방긋 웃듯이 입꼬리를 올린 후 "우-" 하고 발음하며 입을 동그랗게 오므리는 연습을 해 보세요. 이 운동을 습관처럼 하면 볼의 탄력을 유지하는 데 도움이 됩니다.

=== SUMMARY

- 먹을 때, 말할 때 필요한 근육은 같다.
- 운동을 매일 습관화하자.

3
목 주위 운동

삼키는 힘을 유지하는 운동

'꿀꺽' 삼킬 수 있고 없고는 근육에 달렸다

폐렴에 걸리지 않도록 목구멍을 단련한다는 이야기를 들어본 적 있으신가요? 음식을 삼킬 때 목구멍이 움직이는데, 목구멍은 근육에 의해 지탱되는 부위입니다. 그래서 꿀꺽하고 잘 삼키려면 목구멍을 위로 끌어올리는 근력을 유지시켜야 하지요.

잘 씹어 먹는 사람이라면 자연스레 목구멍을 움직이니 특별히 문제될게 없지만, 평소의 생활 운동으로 '이마 운동'을 해보면 어떨까 싶어요.

자기 손을 이마에 대고 손과 이마가 서로 힘 싸움을 하듯이 밀어주는 겁니다. 해보면 목 주위의 근육에 힘이 들어가는 것을 알 수 있습니다. 이것이 바로 목구멍 근육 훈련입니다.

먹는 힘이 약해져서 부드러운 음식을 먹어야 하는 분에게도 이 운동

이마 운동

❶ 손은 이마를 누르며 대
는 동시에 머리는 앞으
로 민다.

❷ 5초 동안 밀어주었다면
잠시 쉬고 3회 더 한다.

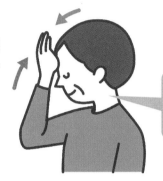

목구멍 부분에
힘이 들어가는 것이
느껴져요.

누워서 하는 목구멍 근육 운동

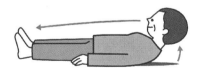

❶ 천장을 보고 누운 채 머리만 들어
올려 자신의 발끝을 응시한다.

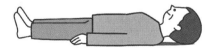

❷ 5~10초 동안 유지하고 천천히
원래의 자세로 돌아온다.

귀밑샘

좌우 귀의 앞쪽 부
분에 자리한 귀밑샘
을 부드럽게 마사지
한다. 좌우 귀 아래
쪽 앞부분에 손을 대
고 손끝으로 빙글빙
글 원을 그리듯 마사
지한다.

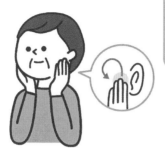

세안 후에
향이 좋은 보습 크림을
바르면서
마사지하면 좋아요.

혀밑샘~턱밑샘

아래턱 아래에 자리
한 혀밑샘에 엄지를
대고 마사지한다. 아
래턱의 좌우에 자리
한 턱밑샘도 부드럽
게 마사지해 준다.

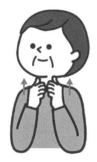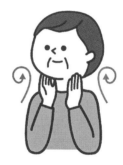

얼굴을 세게 문지르지 말고 시원한 방향으로 부드럽게 움직인다는
느낌으로 하세요.

이 효과적이니 꼭 도전해 보세요.

운동이 불가능하다면 부드러운 마사지를 하자

앞에서 말한 '파타카라 운동'도 '이마 운동'도 꼭 매일 실천하시길 권합니다. 운동을 하기가 어렵다면 앞쪽의 마사지라도 좋습니다. 가급적 근육을 움직이세요. 마사지는 돌봄자가 해 주셔도 됩니다. 볼 가운데나 턱 아래에는 침을 만드는 공장인 침샘이 있습니다. 그 부분을 부드럽게 마사지하면 침 분비가 원활해지고 입 안을 촉촉하게 유지할 수 있어요.

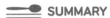 SUMMARY

- 삼키는 힘은 목 주위의 근육이 중요하다.
- 운동을 할 수 없다면 마사지라도 괜찮다.

입을 움직이면 발이 피로하다?

"입을 움직이는 연습을 하고 있는데, 발이 무척이나 피로하네요."

과거 질병의 후유증으로 혀가 잘 움직이지 않던 환자가 제 병원에서 재활을 받으면서 하신 말씀입니다.

입에서 혀를 움직이려고 하면 당연히 입 주변이나 목 주위에 힘이 들어가는데, 해당 부위에만 힘이 들어가는 것이 아니라 동시에 발에도 힘이 들어가 버티고 있는 거예요. 실제로 발을 바닥에 딱 붙이지 않고서는 입이나 목에도 힘을 주기가 어렵습니다. 환자가 '발이 피로하다'고 느낀 이유도 바로 그 때문일 것입니다.

입과 발은 서로 다른 듯하지만 연동되어 있다는 점을 잘 보여주는 일화입니다. 먹고 말할 때 입만 사용하는 것으로 생각하기 쉽지만, 사실은 몸 전체가 균형을 취하면서 움직이고 있어요.

이번 챕터에서는 먹는 힘을 유지하기 위한 훈련법에 대해 소개하고 있으니, 가능한 것부터 실생활에서 실천해 보세요.

4
전신 운동

'먹기' 위해서는
전신 운동도 중요하다

잘 걷는 사람이 잘 먹는다

먹는 동작에는 입 주변의 움직임뿐만 아니라, 온몸이 연관되어 있습니다. 모든 경우에 해당되지는 않지만, 병원 재활실에서 훈련을 하는 환자들을 보면 '걸을 수 있는 사람은 먹을 수 있다'는 것을 실감해요. 움직일 수 있는 몸을 유지하는 것이 맛있고 안전하게 식사하는 비결이라고도 할 수 있어요.

호흡 훈련도 중요하다

'삼키기'와 '숨쉬기'는 불가분의 관계에 있습니다. 음식도 공기도 받아들일 때는 입부터 목구멍까지 같은 기관을 사용하기 때문입니다. 그런 탓에 음식이 폐에 들어가 버리는 잘못 삼킴도 일어나는 것인데, 우리 신체

심호흡 운동

❶ 코로 숨을 들이마시면서 천천히 두 손을 좌우로 벌린다.

❷ 천천히 손을 내려주면서 입을 오므리고 "후" 하고 숨을 내쉰다.

입을 오므리면 구륜근(입 주위의 근육) 강화에도 도움이 돼요.

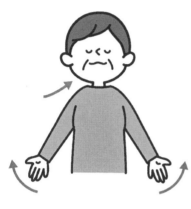

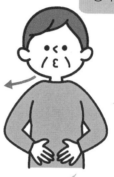

후, 내뱉을 때의 압력이 기관지에 가해지면서 공기가 나오기 쉬워져요.

복식 호흡의 기본은 공기를 코로 들이마시고 입으로 내뱉는 것입니다. 만성 폐색성 폐 질환이 있는 분께 특히 더 효과적인 호흡법이지요. "하" 하고 내뱉기보다는 "후" 하는 편이 폐에 힘이 들어가는 느낌이 더 들지 않나요?

"할아버지가 차를 드시다가 사레가 들렸어요. 어떻게 하면 될까요?" 라는 문의도 많은데, 잘 뱉어낼 정도의 힘찬 기침을 할 수 있다면 목에 걸리더라도 예전과 같은 식사를 하도록 하면서 지켜보세요. 사레들림이 잦아진다면 주치의와 상의해 주세요.

는 음식이 그대로 폐에 침입하는 것을 가만히 두고 보지는 않아요. 들어가서는 안 될 곳에 들어가려고 하면 문지기가 다가와 쫓아내려고 합니다. 폐의 경우 기침이 문지기라고 할 수 있지요.

감기에 걸리거나 사레가 들려서 연속적으로 기침이 나면 살짝 피로감을 느끼게 됩니다. 기침을 하려면 복근을 비롯해 몸의 광범위한 근육을 사용해야 하기 때문이지요.

심한 기침을 한다는 것은 잘못 삼킬 뻔한 것을 밖으로 내보내는 힘이 있다는 것이고, 이와 반대로 몸의 근육이 약해져서 '흠, 흠' 하고 약한 기침만 나오게 되면 기존과 같은 식사를 유지하기 어려운 단계에 들어서게 됩니다.

'숨을 제대로 들이마시고 내뱉는' 기본적인 호흡 훈련은 잘못 삼킬 시의 신체 방어 반응을 돕습니다. 하루 종일 의자에 앉아 있는 등 몸을 움직이는 시간이 적다면 의식적으로 심호흡을 하는 연습을 해 보세요.

코로 숨을 들이마시면서 천천히 두 손을 좌우로 벌리고 가슴을 폈다면, 이번에는 입을 오므리고 천천히 손을 내리면서 숨을 내쉽니다. 이 동작을 몇 번 정도 반복하면 기분 전환도 될 거예요.

목이 자유자재로 움직이는가?

갑작스럽지만 지금 살짝 천장을 보면서 그대로 침을 삼켜 보세요. 어떤가요? 삼키기 어렵지 않으신가요? 그 이유는 목의 방향 때문입니다. 평소에는 의식하지 못하지만, '먹기 쉬움의 정도'는 목의 자유로운 움직임에 크게 좌우됩니다. 얼굴을 위로 향하게 한 상태에서 삼키기가 어려운

목 주위의 스트레칭

❶ 머리를 앞 → 뒤 → 좌 → 우로
기울이면서 목을 스트레칭한다.

❷ 오른쪽, 왼쪽으로 한 번씩 목을
돌린다.

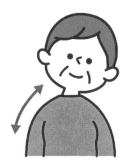

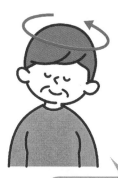

스트레칭은 무리하지 말고
가능한 범위에서 해 주세요.

씹고 마실 때 목의 위치는 매우 중요해요. 목을 자유자재로 움직이는
것은 안전한 식생활을 위한 중요한 조건입니다.

의자를 사용한 전신 운동

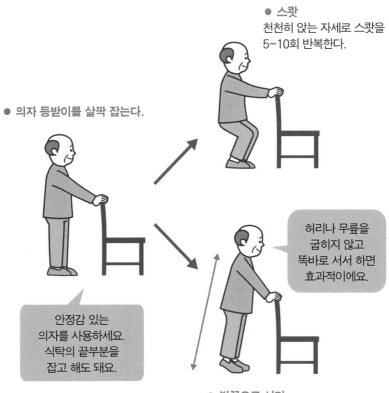

● 스쾃
천천히 앉는 자세로 스쾃을
5~10회 반복한다.

● 의자 등받이를 살짝 잡는다.

허리나 무릎을
굽히지 않고
똑바로 서서 하면
효과적이에요.

안정감 있는
의자를 사용하세요.
식탁의 끝부분을
잡고 해도 돼요.

● 발끝으로 서기
발꿈치를 천천히 들어올려 발끝으로 선
자세를 5초 동안 유지한 후, 천천히 발
꿈치를 바닥에 댄다. 이 동작을 5~10회
반복한다.

● 허벅지 들어 올리기
한쪽 다리를 무릎을 굽힌 채로 천천히 들어 올렸다가 내려준다. 반대쪽 다리도 동일하게 5~10회 반복한다.

● 의자에 깊숙이 앉아서 앉는 부분을 잡는다.

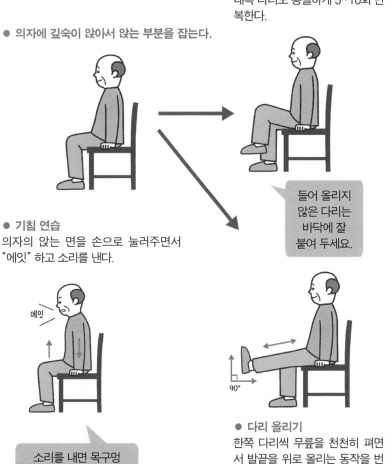

들어 올리지 않은 다리는 바닥에 잘 붙여 두세요.

● 기침 연습
의자의 앉는 면을 손으로 눌러주면서 "에잇" 하고 소리를 낸다.

에잇

소리를 내면 목구멍 주위에 힘이 들어가는 느낌이 들어요.

90°

● 다리 올리기
한쪽 다리씩 무릎을 천천히 펴면서 발끝을 위로 올리는 동작을 번갈아 5~10회씩 반복한다.

171

❶ 코로 천천히 숨을 들이마시고 입을 오므려 "후" 하고 내뱉는다.

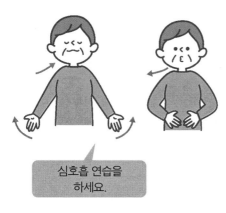

심호흡 연습을 하세요.

❷ 머리를 앞 → 뒤 → 좌 → 우로 기울이면서 목을 스트레칭한 후 오른쪽 왼쪽으로 한 번씩 돌려준다.

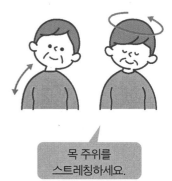

목 주위를 스트레칭하세요.

❸ 방긋 웃으면서 "이", 입을 오므리면서 "우" 한다.

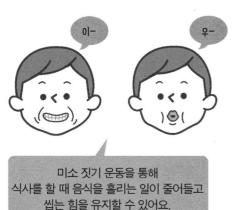

미소 짓기 운동을 통해 식사를 할 때 음식을 흘리는 일이 줄어들고 씹는 힘을 유지할 수 있어요.

❹ 입을 크게 벌리고 "메롱" 한다.

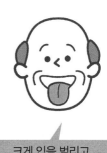

크게 입을 벌리고 턱을 제대로 움직이세요.

❺ 입을 벌린 채 혀끝을 좌우의 입꼬리에 가져다 댄다(빠르게 움직이는 것보다 제대로 가져다 대도록).

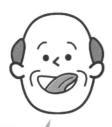

혀를 의도한 방향으로 잘 움직일 수 있는 힘을 단련하세요.

❻ 혀끝을 위쪽 앞니 뒤에 잘 붙인다.

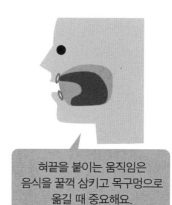

혀끝을 붙이는 움직임은 음식을 꿀꺽 삼키고 목구멍으로 옮길 때 중요해요.

❼ 큰 목소리로 "나, 포, 도, 랑, 토, 마, 토, 가, 좋,아" 라고 말한다.

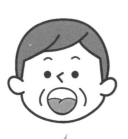

힘차게 기침을 하는 데 필요한 폐와 복근을 단련하세요.

❽ 마지막으로 침을 꿀꺽 삼킨다.

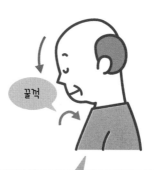

꿀꺽

입을 많이 움직여서 입 안이 침으로 촉촉할 겁니다. 침을 꿀꺽 삼키면 식사 전의 운동은 끝나요.

것은 위를 볼 때 목의 움직임에 제약이 생기기 때문입니다.

환자에게 '목을 돌릴 수 있는지', '팔을 어디까지 들 수 있는지', '어깨를 올렸다가 내릴 수 있는지' 등의 자세를 취하게 하면서 확인해 보면 귀에 닿을 정도로 팔을 올리지 못하는 등 목이나 어깨 주변의 근육이 굳어서 가동 범위가 좁은 사람이 꽤 있습니다. 특히 거동이 어려운 경우에 목이 뒤로 젖혀진 상태로 굳어버려서 계속 턱이 천장을 향한 채 누워 계신 분도 있습니다. 목 주위가 굳어 있으면 음식뿐만 아니라 자신의 침조차 삼키기 힘든 상황이 됩니다.

챕터 3에서 말씀드렸듯이 '고개를 살짝 숙인 상태'가 삼키기에 좋고 안전한 자세예요. 목이나 어깨 주위를 적절하게 스트레칭으로 풀어주어 유연하게 유지하세요.

장딴지는 제2의 심장

장딴지는 '제2의 심장'이라는 말이 있듯이, 그 근육이 수축과 이완을 반복하면서 다리 정맥의 혈액이 중력을 거슬러 심장으로 되돌아가는 것을 돕습니다. 또 다리가 약해지면 잘 넘어지거나 걷기 힘들어져서 이동 보조가 필요하게 되기도 합니다. 간단한 운동이라도 좋으니 매일 조금씩 실천하여 '근육을 저축'하세요.

SUMMARY

- '기침의 강도'는 잘못 삼키느냐 마느냐를 좌우하는 열쇠다.
- 목 주위는 근력뿐만 아니라 유연함도 중요하다.

언젠가 '먹지 못하는 날'이 온다면 어떻게 할까?

입으로 먹지 못하는 상황도 있다

사는 날까지 평소와 다르지 않게 식사를 할 수 있는 분도 있고, 식사량이 줄어드는 것을 본인이나 주위에서 알아차릴 정도로 잘 못 드시는 분도 계세요. 대개는 나이가 들면서 식사량이 줄어듭니다.

고령자의 경우, 질병으로 인해 생활이 완전히 달라지는 일이 적지 않습니다. 뇌졸중 등의 급성 질환으로 어느 날 갑자기 식사를 하지 못하게 되기도 해요. 병이 나아서 다시 원래대로 식사를 하게 되는 경우도 있지만, 병을 계기로 서서히 먹는 것이 힘들어지고 '입으로 먹는 이외의 선택'을 할 수밖에 없는 상황도 생깁니다. 그리고 그 선택은 본인과 가족이 함께하는 경우가 많아요.

경장 영양 · 경정맥 영양을 알아보자

입으로 먹는 것 이외의 선택지로는 관을 사용해 위장에 영양제를 넣는 방법(경비위관이나 위루관)인 '경장 영양(enteral nutrition)', 혈관을 통해 영양제를 넣는 방법(링거)인 '경정맥 영양(intravenous feeding)'이 있습니다. 상황에 따라 다르겠지만 둘 다 입으로 먹는 것과 병용할 수 있어요.

챕터 1에서도 말했듯이 우리 몸은 '인간다운 생활'을 할 때 가장 잘 움직일 수 있도록 되어 있어요. 질병 등으로 인해 위장을 사용하면 안 되는 경우 이외에는 경정맥 영양보다도 경장 영양을 권합니다.

경장 영양의 방법으로는 경비위관(콧줄)이나 위루관이 잘 알려져 있습니다. '관으로 연결하는 것'에 대해 부정적으로 생각하는 분도 많지만, 입으로 음식물을 섭취하지 못할 때 확실하게 영양과 수분, 약을 몸에 넣을 수 있는 경로로 위력을 발휘합니다. 일시적인 경장 영양을 통해 기력을 찾는 분도 있어요. 기본적으로 경비위관은 몇 주간의 짧은 기간, 위루관은 연 단위로 사용할 수 있습니다.

그렇지만 경장 영양이 장기간 진행되거나 그 관을 평생 빼지 못할 것이라는 예측도 있어요. 그럴 때 본인의 의사에 따라 경장 영양을 허용하고 주위의 도움을 빌려 잘 사용하면 좋지만, 본인의 의사 확인이 어려울 때가 종종 있습니다. 주위 가족이 고민하게 되는 부분이지요.

당사자와 상의하기 어려울 때를 대비하자

'만일을 대비해 치료나 연명에 관한 생각을 가족이나 주위에 말해두는 것이 좋다'는 이야기를 자주 듣는데, '만약 입으로 먹지 못하게 되는 때

경장 영양과 경정맥 영양

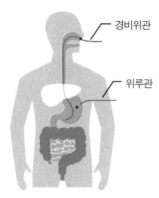

경비위관

위루관

경장 영양

경장 영양
· 장관을 사용해 몸에 영양을 보급한다.
· '입으로 먹기' 이외에는 신체의 본래 움직임에 맞는 영양 방법이다.

경비위관
코에서 위까지 관을 통과하므로 목 구멍의 움직임을 방해하기도 한다.

위루관
외과적 처치를 하므로 그 부분이 감염될 가능성도 있다.

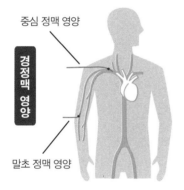

중심 정맥 영양

경정맥 영양

말초 정맥 영양

경정맥 영양
· 장관을 사용하지 않고 혈관을 통해 영양을 보급한다.
· 몸에 영양은 보급되나, 장관을 사용하지 않으므로(휴식) 해당 기능이 저하한다(단, 소화기계 질환의 경우에는 경정맥 영양을 실시한다).

진지하게 이야기를 나누지 않아도 됩니다. 일상 속의 편안한 대화 중에 '입으로 음식을 먹지 못하게 되면 어떻게 하고 싶은지 서로 이야기해 볼까요?', '나라면 이렇게 하고 싶을 것 같아요' 하고 조금씩 생각을 나눠 보세요. 이 대화가 중요한 순간에 판단의 나침반이 될 수도 있습니다.

가 오면'이라는 상황을 전제로 사전에 이야기를 나눌 수 있는 가족이 과연 얼마나 될까요?

건강할 때는 좀처럼 나오지 않는 이야기일 수 있지만, 상황이 심각해지기 전에 확인해 두는 것도 중요합니다.

물론 때에 따라서는 당사자의 희망에 따르지 못하기도 해요. 그래도 본인이 어떤 생각을 하고 있었는지를 아는 것은 무척 중요합니다. 더 이상 본인에게 의사를 물어보기 어려운 경우에는 '친척이나 지인이 비슷한 상황에 처했을 때 이렇게 말씀하셨다'라거나 '텔레비전을 보면서 이렇게 말씀하셨다' 등 당사자의 인생관을 떠올려 보세요. 어쩌면 답이 보일지도 모릅니다.

잘못 삼킴이나 흡인성 폐렴이 반복된다는 이유로 경장 영양을 선택하는 경우도 있지만, 흡인성 폐렴의 가능성이 아예 없어지는 것은 아닙니다. 앞서 말했듯이 음식물을 잘못 삼키는 것 이외의 원인(잘못 삼킨 침, 위의 구토물 등)은 남아 있기 때문이지요.

SUMMARY

- 경장 영양은 위장에서, 경정맥 영양은 혈관에서 영양을 보낸다.
- '그때' 본인에게 의사 확인이 불가능한 경우도 있다.

그때 내린 답은
모두가 정답이다

재택으로 위루관을 통해 영양 보급을 받으면서 매우 기력이 좋아진 어느 남성 고령자의 이야기입니다. 파킨슨병으로 전혀 먹지 못하게 되면서 위루관을 하게 되셨어요. 영양, 수분, 약을 잘 섭취하고 복용하게 되니 몰라볼 정도로 몸이 회복되어서 지금은 서서히 경구 섭취를 다시 시작하고 있어요.

본인과 가족에게 위루관을 하기로 결심했을 당시의 심경에 대해 들은 적이 있습니다. "그때는 그것밖에 답이 없었어요" 절박한 상태에서도 좋은 선택을 하신 거라고 생각해요.

이 남성처럼 위루관을 통해 원래의 생활을 되찾는 분도 계시고, 흡인성 폐렴 등으로 인해 돌아가시는 분도 계십니다. 위루관을 선택한 결과 회복될지 말지는 정말 저마다 다릅니다. 다만 지금까지의 제 경험에 비추어 보면 본인의 의사가 명확하거나 가족이 매우 헌신적이고 위루관을 하는 의의에 대해 잘 이해하는 경우에는 결과가 나쁘지 않았던 것 같습니다.

만약 위루관을 하는 것을 검토하게 된다면 본인의 의사와 장기적으로 보았을 때 삶의 질, 돌봄 서비스 이용을 포함한 가족의 물리적 지원, 먹지 못하게 된 원인 질환이 회복 가능한지 여부 등을 전체적으로 고려해 보세요. 어떤 결과든 그때 내린 답은 모두 정답입니다.

'먹이고 싶은' 마음과 '먹고 싶은' 마음
인생 마지막 시기의 식사에 대해

챕터 5의 마지막으로 '언젠가 먹지 못하게 되는 날이 온다면 어떻게 할 것인가?'라는 이야기를 해 보았습니다. 돌봄의 필요도가 높아지고 입으로 먹기가 어려워져 위루관 등의 장기적인 영양에 대해 생각하게 되는 당사자와 가족이 적지 않을 거예요. 그 결단은 절대 쉽지 않으므로 조금이나마 생각하는 데 힌트가 되었으면 하고 넣은 내용입니다.

이렇게 말씀드리는 저 역시 입원하신 아버지가 점차 식사를 못하시게 되고 주치의로부터 "앞으로 어떻게 하시겠습니까?"라는 질문을 받은 적이 있어요. 직업상 이런 상황을 수없이 경험하고 아는 지식이 많아도 정작 내 가족의 일이 되고 보니 무척 고민스러웠습니다. 결국 아버지 본인이 예전부터 '아무것도 하지 않겠다'고 말씀하신 것도 있어서 그대로 집으로 돌아갔습니다. 돌아가시기 전에 된장국을 정말로 조금만 입에 대시고는 "아, 맛있다"라고 하신 모습이 지금도 눈에 선합니다.

'인생의 마지막은 집에서 보내고 싶다'는 분이나 '집에서 보내드리고 싶다'고 바라는 가족이 많습니다. 줄곧 살던 공간에서 가족과 함께 좋아하는 음식을 먹고 싶다는 것이지요. 하지만 실제로 집에 돌아가게 되면 여러 가지 준비도 해야 하고 고민도 많아져요. 특히 인생의 종착점을 앞두고 있거나, 질환이 심해져 먹는 것에 대한 의지가 없어지는 분도 많아서 식사에 대한 고민이 커지기도 합니다.

이 책을 집필하는 중에 인생 최후 시기의 환자를 재택 진료하시는 의사 선생님과 '최후 시기의 식사를 어떻게 할 것인지'에 대해 이야기할 기회가 있었어요. 그분은 제가 근무하는 진료소의 이사장이시기도 해요. 그때 대화 중에 매우 공감이 되는 부분이 있었습니다.

"케어 완화 시기에 들어가면 설령 영양의 균형이 맞지 않아도 먹을 수 있는 것만 먹으면 되지 않을까요? 삶이 얼마 남지 않으신 분이 집에 계시면 가족들은 평소 좋아하시던 음식을 드시게 하고 싶은 마음이 커집니다. 그래도 실제로는 그렇게 드시지 못하는 분이 많아요. 그런 상황에 낙담하거나 초조해하는 가족도 있어요. 예를 들어 당사자가 좋아하던 초밥을 가득 준비했는데 겨우 한두 입밖에 못 드셨다면서 말이지요. 물론 안 먹는 것보다는 먹는 것이 좋고, 영양도 섭취가 안 되는 것보다는 섭취하는 편이 좋습니다. 하지만 먹고 싶지 않고, 먹을 수 없는 상황에서 좋아하는 음식을 준비했다면서 먹도록 하는 것은 당사자로서는 괴로울 수 있다고 설명해 드려요."

평소에는 건강한 우리도 위의 상태가 좋지 않을 때는 아무리 좋아하는 음식이라도 먹을 마음이 들지 않지요. 몸이 약해지고, 움직이지 못하는 시간이 늘어나면 배가 고프지 않을 수 있습니다(입원 환자의 대부분은 움직이지 않으니 배가 안 고프다고 하세요).

돌봄의 초기 단계라면 신체 기능을 유지하기 위해 가급적 먹어서 영양을 섭취하도록 해야 합니다. 다만 가족의 '먹이고 싶은' 마음과 당사자가 '먹고 싶은' 마음이 반드시 일치하지는 않습니다. 제 아버지가 된장국으로 입술을 적시고 "아, 맛있다"라고 하신 것 역시 가족에 대한 애정 표현이었을지 모른다고 생각해요.

돌보는 사람, 돌봄을 받는 사람은 각기 저마다의 생각을 품고 생활합니다. 정답이 없는 하루하루는 매우 힘이 들고 지치기도 하지요. 이 책이 '먹는 것'에 대한 여러분 각자의 정답을 찾는 힌트가 되기를 바랍니다.

— 사이토 마유

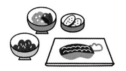

옮긴이 황미숙

이와이 슌지 감독의 영화들이 계기가 되어 시작한 일본어로 먹고사는 통번역사다. 늘 새롭고 다양한 분야를 넘나들며 즐거움과 깨달음을 얻고, 항상 설레는 인생을 꿈꾼다. 경희대 국어국 문학과를 졸업하고 한국외국어대학교 통번역 대학원 일본어과 석사를 취득했다. 현재 번역 에이전시 엔터스코리아 출판기획 및 일본어 전문 번역가로 활동하고 있다. 주요 역서로는 『늙지 않는 최고의 식사』, 『평생 걸을 수 있는 엉덩이 건강법』, 『어깨 결림 주무르지 말고 흔들어라!』, 『치아 절대 뽑지 마라』, 『여성 건강은 하체 근육이 좌우한다』, 『자세교정 억지로 하지 마라』, 『건강 수명 연장의 비밀 씹는 힘』, 『내 몸을 살리는 건강상식 100』, 『하루 세 끼가 내 몸을 망친다』 등이 있다.

잘 먹어야 안 아프다

1판 1쇄 인쇄 2023년 6월 15일
1판 1쇄 발행 2023년 6월 23일

지은이 사이토 마유
옮긴이 황미숙
일러스트 코토 미치요(cue's)

발행인 양원석 **편집장** 정효진 **책임편집** 이하린
디자인 김희림 **영업마케팅** 양정길, 정다은, 윤송, 김지현, 백승원

펴낸 곳 ㈜알에이치코리아
주소 서울시 금천구 가산디지털2로 53, 20층 (가산동, 한라시그마밸리)
편집문의 02-6443-8858   **도서문의** 02-6443-8800
홈페이지 http://rhk.co.kr
등록 2004년 1월 15일 제2-3726호

ISBN 978-89-255-7671-8 (03510)